Ursula Schnieder

Psychose –
Analyse und Therapie

Psychose
Analyse und Therapie
Ursula Schnieder
1. Ausgabe 2011
Taschenbuchausgabe Januar 2011
bei ersa Verlag
ISBN 978-3-9814007-3-1
© Copyright 2010 SuperSenior® Marketing Ltd.
Umschlaggestaltung: ersa Verlag & Marketing, Wismar
Umschlagfoto:© *lassedesignen - Fotolia.com*
Lektorat: ersa Verlag & Marketing, Wismar
Herstellung: SOL Service GmbH Schrobenhausen
Printed in Germany

SPRACHREGELUNG:
Zur Vereinfachung beim Schreiben und Lesen wird immer die männliche Form verwendet: der Patient, der Arzt usw. Dieser Artikel dient als allgemeiner Gattungsbegriff und schließt weibliche Personen automatisch mit ein.

Inhaltsverzeichnis

Vorwort

Menschen mit einer Psychose sind vieles – aber Sie sind weder faul noch dumm. Eine Psychose lässt auch keine Rückschlüsse auf die Intelligenz einer Person zu. Und entgegen der vorherrschenden Meinung haben Menschen mit Psychose keine gespaltene Persönlichkeit.

Dennoch verändert eine Psychose viele Leben, nicht nur das der Betroffenen, sondern auch das der Angehörigen und Freunde. Bis die Diagnose Psychose gestellt wird, liegt nämlich meistens schon ein langer Leidensweg hinter der ganzen Familie.

Für Außenstehende bedeutet eine Psychose eine Erkrankung, die Angst macht und unbegreiflich ist. Denn häufig benimmt sich der Betroffene so seltsam, dass man ihn gar nicht mehr wieder erkennt. Die Entfremdung wird im Laufe der Zeit immer größer. Aber auch die Situationen, die für alle Beteiligten so richtig peinlich sein können, treten immer öfter auf.

Auch für den Betroffenen selbst ist die Psychose alles andere als eine erklärbare Krankheit. Er bemerkt selbst, dass er nicht mehr er selbst ist, sich sein Wesen in mancherlei Hinsicht völlig verändert hat, sodass er mitunter sogar Angst vor sich selbst bekommen kann.

Ein großes Problem der Psychose ist es, dass diese Erkrankung nicht sichtbar ist. Es ist eben kein Beinbruch, den man mit einer Gipsschiene wieder in den Griff bekommt. Und es ist auch keine Grippe, die jeder kennt, und mit der man ‚etwas anfangen' kann.

Sie ist eine riesige Herausforderung an den Betroffenen und seine Angehörigen. Denn verzweifelt ringen sie alle (gemeinsam) um die Gesundung. Häufig geschieht dies quasi unter Ausschluss der Öffentlichkeit, denn eine Psychose ist keine Krankheit, mit der man sich brüsten könnte. Nein, eine Psychose ist in unserer Leistungsgesellschaft eine Erkrankung mit einem gewaltigen Makel. Eine Krankheit, die am besten gar nicht stattfindet. Und erst recht nicht in der eigenen Familie.

Und ist die Diagnose erst mal gefallen, muss man diese begreifen. Das gilt für den Betroffenen und die Familienangehörigen gleichermaßen. So manche schwierige, aber auch peinliche Situation aus der Vergangenheit bekommt nach der Diagnosestellung plötzlich eine andere Dimension, irgendwie auch einen Sinn. Denn Situationen werden erklärbar, aber deswegen nicht leichter ertragbar.

Wer die Diagnose Psychose bekommt, wird zunächst geschockt sein. Denn niemand möchte als psychisch krank gelten oder gar zu den ‚Verrückten' gehören. Aber dennoch – endlich gibt es eine Erklärung für das entrückte Verhalten, das in der Vergangenheit häufig so befremdlich wirkte. Wie soll man als Angehöriger auch wissen, was in dem Betroffenen vorgeht?

Eine Diagnose kann tatsächlich eine Art Befreiungsschlag sein, weil man es bis dato vielleicht als ein Dilemma sah, mit solch einem merkwürdigen, der Wirklichkeit entrückten Menschen leben zu müssen. Ab dem Tag der Diagnose jedoch weiß man endlich, woran man ist. Man kennt die Ursache für das oft befremdlich wirkende Verhalten - das erleichtert vieles.

Damit man mit der Psychose besser umgehen kann und die Krankheit versteht, muss man sich mit ihr auseinandersetzen. Man nennt dies in der Fachsprache ,Psychoedukation'. Und ein Buch, in dem die Erkrankung von verschiedenen Aspekten her beleuchtet wird, in dem sich nicht die Fremdwörter die Klinke in die Hand geben, ist in dieser Situation Gold wert. Ein Buch, das so verständlich geschrieben ist, dass es jeder Betroffene und Angehörige sofort versteht. Denn auf schwer verdauliche Fachausdrücke und psychiatrische Ausdrucksweisen wurde bewusst verzichtet.

Die Rede ist von dem soeben erschienenen Buch ,**Psychose – Analyse und Therapie'** von Ursula Schnieder. In diesem Buch wurde ein komplexes Thema in einen unverzichtbaren Ratgeber verwandelt, der eine unbezahlbare Hilfestellung für jeden Betroffenen und Angehörigen darstellt.

In diesem wertvollen Buch erhalten Sie viele Informationen und Ratschläge zu dieser oftmals unterschätzten Krankheit. Sie bekommen wichtige Antworten zu vielen Ihrer Fragen, damit Sie erkennen, welchen Therapieweg Sie einschlagen können. Und auch, damit Sie die Ursache der Erkrankung herausfinden können. Denn wenn die Ursache erkannt wird, und diese womöglich behoben werden kann, erhöhen sich die Aussichten auf einen positiven Heilungserfolg häufig um ein Vielfaches.

Das Buch von Ursula Schnieder ist für Betroffene und Angehörige gleichermaßen lesenswert. **Es soll Ihnen eine wichtige Hilfestellung geben, die Angst vor der Krankheit nehmen und Mut machen für den Weg der Gesundung.**

Denn eines ist sicher: In vielen Fällen ist eine Psychose heilbar.

Psychose im Überblick

- Personen mit einer Psychose sind keine ‚gespaltenen Persönlichkeiten', die sich plötzlich in andere Personen verwandeln.

- Psychosen entstehen nicht aufgrund eines schlechten Elternhauses oder einer unzureichenden Erziehung.

- Psychotische Menschen haben eine gestörte Realitätswahrnehmung, die als Halluzinationen und Wahnvorstellungen auftreten. Sie nehmen Dinge wahr, die irreal sind, und die von ihren Mitmenschen nicht wahr genommen werden.

- Die von den psychotischen Personen wahrgenommenen Stimmen, Gerüche und Geräusche sind für diese absolut real, auch wenn sie für Außenstehende noch so bizarr und abstrus wirken.

- Bei einer Psychose entstehen wirre Gedanken und sprachliche Äußerungen, die völlig zusammenhanglos und realitätsfern erscheinen.

- Durch die Psychose ist die Verrichtung von alltäglichen Dingen wie Körperpflege und Haushaltserledigungen häufig nicht möglich.

- Die Basis-Behandlung besteht in der Einnahme von Neuroleptika (Antipsychotika).

- Eine Psychose muss nicht lebenslänglich andauern, sondern ist meistens nur ein vorübergehender Zustand, der oftmals erfolgreich behandelt werden kann.

- Bei vielen Patienten kommt es innerhalb von 5 Jahren zur vollständigen Heilung. Bei vielen anderen Betroffenen kann eine deutliche Symptomverbesserung erreicht werden.

- Eine Psychose kann durch viele verschiedene Auslöser entstehen, eine genetische Veranlagung muss wahrscheinlich vorhanden sein.

Was ist eine Psychose?

Psychosen kommen viel häufiger vor als dies allgemein vermutet wird. So erkrankt weltweit etwa jeder Hundertste irgendwann im Laufe seines Lebens an dieser psychischen Erkrankung. Zwar können die Psychosen in jedem Alter auftreten, aber eine deutliche Häufung besteht in der Zeitspanne zwischen dem 15. und 35. Lebensjahr.

Erstmalig wurde die Bezeichnung Psychose im Jahr 1845 von Ernst von Feuchtersleben verwendet und beschreibt eigentlich kein einheitliches Krankheitsbild. Vielmehr ist der Name ein Sammelbegriff, mit dem verschiedene psychische Störungen zusammengefasst werden, bei denen es zu einer starken Störung zwischen dem Betroffenen und seiner Umwelt kommt.

Der Begriff Psychose kommt aus dem Griechischen und bezeichnet eine Geistes- oder Gemütskrankheit. Die Psychose ist eine schwere psychische Erkrankung, bei der es zu einem vorübergehenden mehr oder weniger starken Realitätsverlust kommt. Der Betroffene ist aufgrund seiner Erkrankung nicht in der Lage, zwischen Realität und Phantasiewelt zu unterscheiden. Denn durch die Psychose kann das Gehirn Informationen nicht vollständig verarbeiten.

Insbesondere im akuten Stadium entwickelt sich eine ausgeprägte Störung der Sinneswahrnehmung. Diese äußert sich durch starke Verhaltensstörungen, die mit Denk- und Gefühlsstörungen einhergehen. Dabei fällt den Patienten das logische Denken schwer, ihre Gedankengänge verlaufen gestört, sodass sie für ihre Umwelt oft unverständliche Dinge von sich geben. Das Verhalten scheint in vielen Bereichen völlig eigensinnig und widersprüchlich zu sein, was auf ein verändertes Wahrnehmungsgefühl der Betroffenen zurückzuführen ist. Psychotisch erkrankt zu sein, bedeutet also quasi ein vorübergehendes Aussteigen aus der Realität, indem diese verändert wahrgenommen wird.

Die Patienten entwickeln mehrere Symptome, wobei häufig Unruhezustände, Depressionen, starke Ängste und Aggressionen entstehen. Wenn es zu Halluzinationen kommt, hören die Betroffenen irreale Stimmen, die ihnen Befehle erteilen, sie beleidigen oder Drohungen aussprechen. Bei einigen Patienten entsteht das Gefühl, dass sie sich von außen gesteuert fühlen, indem sie der Meinung sind, dass Außenstehende ihre Gedanken lesen könnten. Das Verhalten kann sich bis zu Wahnvorstellungen hin verändern.

Für das Umfeld sind oftmals stetige Stimmungsschwankungen auffallend, die mit Erschöpfung, Depressionen und einer eingeschränkten Leistungsfähigkeit einhergehen. Häufig kommt es auch zu einer verminderten Gefühlsausprägung, sodass einfache Gefühlsregungen oftmals gar nicht mehr stattfinden.

Die für das Umfeld gravierendsten Veränderungen treten in Form von optischen Vernachlässigungen auf, indem auf Körperpflege und ordentliche Kleidung immer mehr verzichtet wird. Freunde wundern sich über den zunehmenden sozialen Rückzug und das Abnehmen von bisherigen gemeinsamen Freizeitaktivitäten. Dem Betroffenen selbst fallen diese gravierenden Veränderungen nicht auf, und es fehlt häufig die Einsicht, dass er erkrankt ist.

Eine Psychose kann durch Schädigungen des Gehirns erworben werden oder aufgrund von genetischen Bedingungen entstehen und kann zu einem Persönlichkeitsabbau führen.

Grundsätzlich unterscheidet man die Psychosen nach ihrer Entstehungs-ursache, wonach es zwei Arten von Psychosen gibt: Die exogene und die endogene Form. Bei einer exogenen Psychose liegen immer organische Ursachen wie beispielsweise eine Hirnschädigung, Infektionen oder Gehirn-tumore zugrunde. Eine endogene Form hingegen ist körperlich nicht begründbar wie bei der Schizophrenie, die als die häufigste Art der endogenen Psychose gilt.

Oftmals wird der Begriff der Psychose als Synonym für den Begriff Schizo-phrenie verwendet. Dies ist jedoch nicht korrekt, da die Schizophrenie ledig-lich eine Untergruppe der Psychose ist, und diese noch weitere Krankheits-bilder umfasst.

Was ist eine Psychose nicht?

Obwohl den meisten Menschen der Begriff Psychose und vor allem der der Schizophrenie bekannt sein dürfte, wissen viele leider nicht, was sich dahinter verbirgt und was eben auch nicht. Das liegt sicher daran, dass sich der Begriff häufig in der Boulevardpresse findet oder auch in Fernsehfilmen, und hier oftmals in Verbindung mit gestörten Straftätern oder ähnlichem erscheint. Nach wie vor findet also in den Medien eine gewisse Stigmatisierung, also eine Zuschreibung bestimmter Charaktereigenschaften aufgrund einer Erkrankung, statt. Deswegen sollte man nicht müde werden, Aufklärungs-arbeit zu leisten und darauf hinzuweisen, was Psychosen sind, und was eben nicht.

So sind Psychosen keineswegs ein Schicksal, mit dem man sich abzufinden hat. Im Gegenteil: Psychosen sind ausgesprochen gut behandelbar und damit unter Umständen sogar vollständig heilbar.

Personen, die unter einer Psychose leiden, sind auch nicht in ihren Leistungen eingeschränkt, sondern in der Lage, bewundernswerte Leistungen zu erbringen. Sie sind weder faul noch dumm – eine Psychose lässt keine Rückschlüsse auf die Intelligenz einer Person zu. Entgegen der vorherrschenden Meinung haben Menschen mit einer Psychose keine gespaltene Persönlichkeit.

Es hat sich außerdem gezeigt, dass gewalttätiges Verhalten nur äußerst selten in Verbindung mit einer Psychose auftritt. Die Ursachen einer Psychose liegen normalerweise nicht in der Vergangenheit eines Menschen und können daher auch nicht durch ein schlechtes Elternhaus oder eine unglückliche Kindheit ausgelöst werden.

Wie unterscheidet man eine Psychose von einer Neurose?

Abzugrenzen ist der Begriff der Psychose vom Begriff der Neurose. Unter einer Neurose verstehen die Mediziner eine psychische Erkrankung, die ohne eine offensichtliche körperliche Ursache zu Tage tritt. Die Unterscheidung zwischen einer Psychose und einer Neurose ist keine einfache und in Psychologenkreisen heftig umstritten.

Allgemein kann man sagen, dass der Begriff der Psychose hauptsächlich einen Bezug zu der Gemütslage eines Menschen darstellt, während eine Neurose durch übersteigerte Ängste und Zwänge gekennzeichnet ist. Man geht davon aus, dass Neurosen aufgrund von unbewussten psychischen Konflikten entstanden sind. Viele der die Neurose auslösenden Konflikte des erwachsenen Menschen sind auf das frühe Kindesalter zurückzuführen. Da die Konflikte des Neurotikers im Unterbewusstsein verankert sind, kann er diese nicht willentlich steuern.

Neurosen sind dadurch gekennzeichnet, dass sie das gefühlsmäßige Erleben und Verhalten beeinträchtigen. Dabei können auch körperliche Krankheitssymptome als Folge entstehen. Dieser Zusammenhang von psychischen Erscheinungen, die sich auch auf die körperliche Ebene übertragen, wird als psychosomatisch bezeichnet. Häufig weisen die Neurosen eine Verbindung zu der Entwicklungsgeschichte der betroffenen Person auf.

Das Erscheinungsbild von Neurosen ist äußerst vielfältig, sodass sie von der Psychiatrie in Kategorien wie Zwangsneurosen, Angstneurosen, Hysterie oder reaktive depressive Verstimmungen eingeteilt werden. In der Praxis zeigt sich allerdings, dass die Grenzen zu diesen verschiedenen Kategorien fließend sind, und dass es die reinen Neuroseformen nur sehr selten gibt. In der Regel hat man es mit Mischformen dieser verschiedenen Neuroseformen zu tun.

Um eine Neurose diagnostizieren zu können, müssen vier Voraussetzungen vorliegen:

1. Die Verhaltensstörung muss sich auf einen unbewussten Konflikt beziehen.

2. Bei Neurosen kommt es zu Zwangsgedanken und Zwangsneurosen, aber auch zu phobischen Ängsten und Verstimmungen. Liegt keines dieser Symptome vor, geht man davon aus, dass stattdessen charakterliche Fehlhaltungen vorliegen.

3. Es liegen unverarbeitete überbewertete unbewusste Vorstellungen oder Gefühle vor, die aus der Vergangenheit stammen, aber die Gegenwart stark beeinflussen.

4. Da der Neurotiker in seiner Gefühlswelt zu sich selbst und seinen Mitmenschen gestört ist, fällt er durch seine konfliktbezogene und widersprüchliche Einstellung zu seinem Umfeld auf.

Während Psychosen medikamentös behandelt werden, lassen sich Neurosen oft sehr erfolgreich allein durch eine Psychotherapie behandeln. Diese besteht vorwiegend aus Gesprächen und wird durch praktische Übungen begleitet.

Im Gegensatz dazu sind Psychosen erstzunehmende seelische Krisenzustände, die sich üblicherweise nicht alleine mithilfe einer Psychotherapie behandeln lassen. Außerdem lassen sich die Psychosen nicht aufgrund des persönlichen Lebenslaufes erklären.

Irrtümer und Vorurteile

Um Psychosen ranken sich viele Irrtümer und noch mehr Vorurteile. Erst wer selbst plötzlich von einer Psychose betroffen wird, stellt fest, dass sich diese Erkrankung ganz anders anfühlt und letztendlich weniger bedrohlich sein kann als vielfach bekannt ist.

Man merkt sofort, wenn jemand eine Psychose hat

Wenn jemand an einer Psychose erkrankt ist, sieht man es ihm nicht zwangsläufig an. Selbst Therapeuten erkennen nicht immer, wenn ihr Patient psychotisch ist. Viele Betroffene versuchen mit aller Kraft, ihre Erkrankung zu kaschieren. So fallen sie womöglich zwar auf, weil sie ‚nicht gut gelaunt' sind, einen unglücklichen Eindruck erwecken oder körperlich sehr ungepflegt wirken, aber eine Psychose lässt ihr Verhalten nicht immer vermuten.

Eine Psychose ist immer psychisch bedingt

Dies ist eine Meinung, die leider häufig auch in vielen therapeutischen Praxen an der Tagesordnung ist. Dabei können Psychosen beispielsweise auch durch Drogen und Umweltschadstoffe bedingt sein. Lesen Sie hierzu das Kapitel ‚Umweltschadstoffe als eine Ursache von Psychosen'.

Psychosen gehen von allein

Psychosen verschwinden nur in wenigen Fällen von ganz allein. Je extremer die Psychose ausfällt, und je länger sie andauert, umso behandlungsintensiver ist sie.

Eine gute Partnerschaft verhindert Psychosen

Auch die beste Partnerschaft und ein gesundes soziales Netzwerk schützen nicht davor, an einer Psychose zu erkranken. Zwar verhilft ein verständnisvolles Umfeld zu einem besseren Umgang mit der Erkrankung, aber ein Ersatz für professionelle Hilfe ist diese familiäre Unterstützung keinesfalls.

Personen mit Psychose sind gewalttätig

In der Öffentlichkeit wird häufig ein Bild von gewalttätigen psychotisch erkrankten Menschen gezeichnet. Die Realität sieht jedoch so aus, dass psychotische Menschen nicht öfter gewalttätig sind als nicht erkrankte Personen.

Nur labile Menschen bekommen Psychosen

Eine sehr verbreitete Meinung über Psychosen ist die, dass nur labile und empfindliche Menschen daran erkranken würden. Allein schon die Tatsache, dass Psychosen häufig biologisch bedingt sind, zeigt, wie falsch diese Annahme ist.

Einmal Psychose – immer Psychose?

Eine Psychose kann häufig so erfolgreich behandelt werden, sodass sie auch vollständig geheilt wird.

Psychose ist wie schlechte Laune

Eine Psychose ist eine schwerwiegende Krankheit, genauso wie Krebs, Rheuma und viele andere auch. Es handelt sich bei einer Psychose nicht um Verrücktsein, um schlechte Laune, Antriebs- und Lustlosigkeit. Mit gutgemeinten Aufmunterungen wie ‚reiß dich mal zusammen' und ‚sei doch nicht so faul' ist den Betroffenen nicht geholfen, denn aufgrund der biologischen Verfassung des Körpers kann der Betroffene nicht so aktiv sein wie gewünscht.

Symptome

Ist die Erkrankung nicht bereits im Frühstadium erkannt worden, zeigen Psychosen im weiteren Verlauf typische Symptome auf. Insbesondere erwecken sie auf ihre Mitmenschen den Eindruck, dass sie irgendwie nicht in der Wirklichkeit leben.

Das Beschwerdebild bei Patienten mit einer Psychose ist sehr vielschichtig und kann verschiedene Formen annehmen. Das hat zur Folge, dass sich Verhalten der Betroffenen in vielfältiger Art verändert.

Eine Psychose besteht nicht nur aus einem Symptom, sondern auch aus mehreren Auffälligkeiten. Diese reichen von Veränderungen des Denkens über Wahnvorstellungen bis hin zu akustischen und in Einzelfällen auch optischen Halluzinationen. Dabei fühlen sich die Betroffenen unter anderem bedroht und verfolgt, sie hören Stimmen oder glauben, dass andere Menschen ihre Gedanken lesen könnten.

Begleitet werden diese Symptome häufig durch auffällige Verhaltensänderungen, die sich unter anderem durch einen sozialen Rückzug und eine Abnahme der Leistungsfähigkeit bemerkbar machen. Kennzeichnend für eine Psychose ist vor allen Dingen, dass sich die Wahrnehmung, das Denken und Fühlen einer Person und damit auch ihr Verhalten verändert. Auf andere Menschen wirken sie komisch, zerstreut, verwirrt und bizarr. Für die Umwelt ist diese Veränderung oft nicht nachvollziehbar und kaum oder gar nicht verständlich. Dennoch sind es häufig Außenstehende wie Familienangehörige und Freunde, denen die Verhaltensänderungen auffallen.

Sie wundern sich dann über eine dramatische Verschlechterung der schulischen Leistungen, über einen extremen sozialen Rückzug, veränderte Schlafgewohnheiten sowie bizarr wirkende Verhaltensweisen.

Welche Auffälligkeiten sich schließlich entwickeln, hängt von den individuellen Lebensumständen, aber auch von inneren Wünschen und Ängsten ab. Jedoch unabhängig davon, welche Symptome auftreten, führt die Psychose bei vielen Betroffenen zu einer starken Beeinträchtigung des Alltags.

Realitätsverlust

Typischerweise zeigen Personen, die an einer Psychose erkrankt sind, einen Realitätsverlust. Ihre Wahrnehmung von sich selbst und ihrer Umwelt ist eigenartig verändert. Die Personen um sie herum und die gewohnte Umwelt werden fremd und eigenartig wahrgenommen, ohne dass dafür jedoch ein spezifischer Grund genannte werden kann.

Oftmals ist es für den Erkrankten schwer bis unmöglich, zwischen Realität und Phantasie zu unterscheiden. Betroffene beschreiben derartige Situationen so, dass sie sich wie in einem Film oder in einer anderen Wirklichkeit fühlen. Viele Dinge der gewohnten Umwelt werden plötzlich als bedrohlich oder Angst einflößend erlebt. Selbst bis dahin vertraute Dinge erscheinen plötzlich fremd, und alltägliche Dinge, die vorher selbstverständlich waren, sind es nicht mehr. Gefühle der Verwirrung und der Ratlosigkeit sind an der Tagesordnung.

Wahnvorstellungen

Ebenso häufig wie Halluzinationen treten Wahnvorstellungen auf. Unter einer Wahnvorstellung werden Einstellungen und Vermutungen verstanden, die unzutreffend sind und einer rationalen Betrachtung nicht standhalten bzw. einer rationalen Erörterung nicht zugänglich sind. Für Außenstehende sind diese Vorstellungen nicht nachvollziehbar und wirken äußerst merkwürdig.

Oftmals äußern sich diese Wahnvorstellungen darin, dass eine Person Geschehnisse in ihrer Umgebung auf sich selbst bezieht und sich persönlich angesprochen fühlt. Dabei glauben sie z.B., dass die Moderatoren im Fernsehen direkt mit ihnen sprechen. Auch bestimmte Verhaltensweisen ihrer Mitmenschen beziehen sie direkt auf sich, wenn beispielsweise jemand hustet oder mit dem Auge zwinkert.

Sehr häufig besteht die Vermutung, verfolgt zu werden. Die Betroffenen glauben auch, ihre Mitmenschen würden ständig über sie reden und hinter ihrem Rücken über sie tuscheln oder lästern. In jeder Ecke werden Komplotte oder Verschwörungen gewittert, und die Betroffenen fühlen sich beeinträchtigt und bedroht.

Diese Bedrohung kann sich beispielsweise so äußern, dass die Betroffenen von der Mafia oder einem Geheimdienst verfolgt werden, aber auch in der Idee, durch Strahlung oder Hypnose beeinflusst und kontrolliert zu werden. Beliebte Objekte sind auch Ufos, wobei die Betroffenen häufig glauben, von Marsbewohnern angegriffen zu werden.

Einige Betroffenen hegen oft die Vermutung, ihre Gedanken und Gefühle könnten von anderen gelesen und gegen sie verwendet werden. Diese Vermutungen können dann mit Vergiftungsverschwörungen einhergehen, weil sie von der Idee überzeugt sind, dass sie jemand mit Giftstoffen umbringen will.

Auch Größenphantasien können auftreten, sodass die Einschätzung der eigenen Möglichkeiten und Kräfte gefährlich falsch eingeordnet wird. Während einige Betroffene davon überzeugt sind, sie könnten auf Wasser laufen, glauben andere, unbeschadet aus dem 20. Stockwerk zu springen oder wie ein Vogel fliegen zu können. Auch die Idee, man wäre eine berühmte Persönlichkeit wie Napoleon oder der König von Deutschland, kommt immer wieder vor.

Denk- und Gedächtnisstörungen

Ein anderes typisches Symptom für eine Psychose sind Störungen des Denkens. Diese äußern sich in Konzentrationsschwierigkeiten und auch darin, dass der Betroffene Probleme hat, logisch und folgerichtig zu denken, weil die Gedanken geradezu chaotisch durcheinander geraten.

Betroffen sind dabei nicht nur hochkomplexe Gedankenabläufe – auch ganz alltägliche Gedanken geraten in Unordnung und können nicht mehr in ein Gedankengerüst gebracht werden. Als Folge davon kommt es oft zu Äußerungen, die ganz ohne Zusammenhang sind und sich logisch gar nicht mehr verknüpfen lassen. In Gesprächen kann sich der Erkrankte schlecht konzentrieren und ist vergesslich. Dinge, die eine andere Person sagt, können nur unter Schwierigkeiten begriffen werden. Auch einem Gespräch zu folgen, fällt Betroffenen oft schwer.

Typisch ist, dass der Gedankenfaden beim Sprechen plötzlich abbricht, und der begonnen Satz gar nicht oder nicht sinnvoll beendet werden kann. Auf Außenstehende wirkt dies wie ein wirrer Wortsalat. Dieser ist häufig durch eine klangvolle Wortwahl (Klangassoziation) geprägt, sodass sich der Betroffene in Form von merkwürdigen Gedichten oder Wortspielen äußert.

Begleitet werden die Denkstörungen oftmals auch durch ein ständiges Ändern der Ideen, die auf das Umfeld völlig sinnlos erscheinen. Die Gedächtnisprobleme verbessern sich zwar durch eine Therapie, aber in vielen Fällen gehen sie nicht mehr vollständig zurück.

Depressionen

Auch auf der Gefühlsebene zeigt der an einer Psychose erkrankte typische Symptome. Sehr häufig kommt es zu Depressionen. Die Gefühle flachen ab, und oftmals beklagen sich Erkrankte darüber, gefühlsarm zu sein und an einer inneren Leere zu leiden. Sie haben schlichtweg das Gefühl, gar keine Gefühle zu haben. Diese Stimmung äußert sich in wachsender Gleichgültigkeit ihrer Umwelt gegenüber, die oftmals begleitet wird von einer als bleiern empfundenen Lethargie.

Es fällt Betroffenen schwer, sich zu etwas zu motivieren. Sie können sich für nichts begeistern und zu nichts aufraffen, sodass sie sich zunehmend von ihrer

Umwelt abkapseln. Zudem sind sie oft sehr nervös und unruhig, mitunter auch gereizt und niedergeschlagen. Ihre Stimmungen halten nie lange an, sondern können sich von einem Moment auf den anderen in das totale Gegenteil umkehren. Dazu kommt, dass psychotische Personen oftmals Gefühle äußern, die ihrem Denken und Fühlen vollkommen entgegen laufen. Ein sehr deutliches Beispiel ist es, wenn jemand bei dem Empfang einer traurigen Nachricht in Lachen ausbricht.

Verhaltensänderungen

Nicht nur das Denken und Fühlen ist durch die Psychose einschneidenden Veränderungen ausgesetzt. Eine Psychose zeigt sich auch im Verhalten eines Menschen, denn psychotische Menschen verhalten sich anders als gewöhnlich. Sie bemerken an sich und in ihrer Umwelt Veränderungen und ziehen sich als Reaktion darauf zurück. Sie werden zunehmend schweigsam und still und machen oft einen abwesenden Eindruck.

Auch bis dahin ausgeglichene Menschen werden plötzlich übermäßig aktiv oder sehr träge. Es kommt zu plötzlich und unbegründet auftretenden Gefühls-äußerungen, wie Lachen, wütend oder aufgeregt werden. Der Grund für ein derartiges Verhalten lässt sich oft in den Wahngedanken oder den Halluzi-nationen eines Betroffenen finden. So wird jemand, der sich für einen Propheten oder Apostel hält, aller Wahrscheinlichkeit nach durch die Straßen ziehen und predigen, während Personen, die alle Nahrungsmittel für vergiftet halten, keinerlei Nahrung mehr zu sich nehmen.

Derartige Verhaltensweisen wirken auf die Umwelt sehr erschreckend und Angst einflößend. Auch die Betroffenen selbst wissen oft nicht, was mit ihnen geschieht; sie sind beunruhigt, verunsichert, ratlos und ängstlich. Diese Reaktion ist verständlich, trifft doch eine Psychose gerade den Teil und die Funktionen einer Person, die für uns so wichtig sind.

Halluzinationen

Auch Halluzinationen sind ein typisches Zeichen für eine Psychose. Bei einer Halluzination nimmt die betroffene Person etwas wahr, das in der Realität gar nicht da ist. Halluzinationen beschränken sich nicht nur darauf, dass man etwas hört oder sieht, das nicht vorhanden ist. Sie können sich ebenso darin aus-drücken, dass etwas geschmeckt, gerochen oder gespürt wird, das gar nicht da ist. In vielen Fällen werden Stimmen gehört, die außen stehende Personen nicht hören, denn die Halluzinationen treten meistens in Form von akustischen Signalen auf.

Diese Stimmen erteilen möglicherweise Aufträge oder Befehle und/ oder geben ihre Kommentare und Anmerkungen zu den Handlungen oder Gedanken der betroffenen Person ab. Die hierbei entstehenden Szenen sind für Außenstehende oft befremdlich und erinnern an filmartige Szenen einer surrealen Welt.

Seltener kommt es zu Körperhalluzinationen oder Geruchs- sowie Geschmackshalluzinationen. Kommt es dennoch in diesem Bereich zu Halluzinationen, kann eine Person beispielsweise etwas aufgrund des Geschmacks oder Geruchs als verwest oder vergiftet einstufen, obwohl es das nicht ist.

Bei Halluzinationen wird eine Verständigung mit dem Patienten zunehmend schwieriger. Denn wer beispielsweise Stimmen hört, die von den Mitmenschen nicht wahrgenommen werden, kann gar nicht glauben, dass der andere diese Stimmen nicht hört. Wenn diese Situationen auftreten, noch bevor die Psychose erkannt wurde, kann dies zu einem sehr schwierigen Zusammenleben in einer Familie führen.

Diese ohnehin schon vielfältigen Symptome werden häufig noch durch weitere Auffälligkeiten begleitet. So besteht oftmals die Unfähigkeit, Gesichtssignale der Mitmenschen zu verstehen sowie Freude zu erleben. Kommt es doch zu freudvollen Empfindungen, so halten diese nicht lange an und werden nicht so empfunden wie bei gesunden Menschen.

Symptome im Überblick

- Halluzinationen

- Wahnvorstellungen

- Denkstörungen mit ungeordnetem Denken

- Sprechstörungen

- Unbegründete Angst

- Unbegründetes Misstrauen

Frühwarnzeichen einer Psychose

Immer mehr gehen die medizinischen Überlegungen in die Richtung, eine Psychogefährdung bereits vor dem Ausbruch der Erkrankung erkennen zu wollen. Denn je frühzeitiger die Erkennung erfolgt, desto erfolgversprechender sind die Therapien. Doch dies ist derzeit noch eine eher schwierige Mission.

Nur sehr selten treten die psychotischen Störungen plötzlich wie aus dem Nichts auf. Vielmehr entwickelt sich die Psychose über einen langen Zeitraum hinweg, sodass der akuten Psychose ein Vorstadium mit Frühsymptomen vorausgeht.

Meistens entstehen die Symptome in einem schleichenden Prozess, der einige Monate oder auch mehrere Jahre lang andauert. Dabei äußern sich die Symptome in abgeschwächter Form durch kognitive und sensorische Auffälligkeiten, die zunehmend zu einer Beeinträchtigung des Alltags führen. Wenn bereits im Frühstadium auf diese Veränderungen reagiert wird, kann der Verlauf der Krankheit abgemildert oder ein Ausbruch einer akuten Phase möglicherweise sogar verhindert werden.

Da sich diese Symptome oft bereits Jahre vor dem Ausbruch der eigentlichen Erkrankung zeigen, fällt es meistens allerdings schwer, sie richtig einzuordnen. Und weil die Psychose häufig in jungen Jahren in Erscheinung tritt, werden die ersten Anzeichen vorschnell den allgemeinen Problemen des Erwachsenwerdens zugeschrieben und mit Faulheit, mangelndem Leistungswillen und Drogenmissbrauch in Verbindung gebracht. Häufig werden die Verhaltensveränderungen auch als zeitlich begrenzte Krisen oder als normale Reaktionen auf schwierige und einschneidende Lebenssituationen gesehen.

Erst im Nachhinein werden diese Auffälligkeiten im Zusammenhang mit der Erkrankung gesehen. So erkennen viele Angehörigen erst wesentlich später, dass das oft merkwürdige Verhalten in Zusammenhang mit dem Ausbruch der Psychose stand.

Häufig äußern sich die ersten Krankheitsanzeichen in Form einer verminderten Leistungsfähigkeit, die als Lese- oder Verständnisprobleme auftreten. Diese werden oftmals von Sprechschwierigkeiten und dem Problem, andere Menschen nicht mehr zu verstehen, begleitet. Mit Fortschreiten der Erkrankung wird es immer schwieriger, ein Gespräch zu führen und sich untereinander zu verständigen.

Einige Betroffene fallen durch eine extreme grundlose Angst auf, sowie durch ihre bizarren Handlungen und Meinungen. Ihr Äußeres vernachlässigen sie stark, indem sie keine regelmäßige Körperpflege mehr vollziehen. Auch die

Wahrnehmung der Umwelt verschiebt sich auffallend, indem eine erhöhte Empfindlichkeit für Geräusche, Gerüche und optische Dinge entsteht. Bei diesen Wahrnehmungen handelt es sich um irreale Vorkommnisse, die Außenstehende nicht wahrnehmen. Auch wenn Ihre Angehörigen über ein anderes Wahrnehmungsvermögen berichten, indem sie verzerrte Gesichter und unrealistische Farben beschreiben, sollten Sie diese Äußerungen als sehr ernste Hinweise einer Frühphase sehen.

Einige Symptome wirken wie Depressionen und werden vielfach fälschlicherweise als eine gesehen, obwohl eine Psychose zugrunde liegt.

Oft kommt es bereits im Vorfeld zu Problemen im Umgang mit Menschen im Allgemeinen, aber auch mit Angehörigen und Freunden im Speziellen. So kommt es mitunter zu so starken Konflikten, dass es zu einem Abbruch jeglichen Kontaktes und/ oder der Beendigung der Freundschaft kommt. Ein Abfall der Motivation lässt sich beobachten – das Interesse an Schule, Ausbildung, Beruf, aber auch an bisher heiß geliebten Hobbys, lässt deutlich nach.

Die eigentlichen und typischen Symptome einer Psychose treten erst nach dem Ausbruch der Erkrankung in ihrer vollen Ausprägung auf.

Eine frühzeitige Therapie kann einen Ausbruch der Erkrankung verhindern oder die Ausprägung abschwächen. Dies zeigt, wie wichtig es ist, dass die Symptome möglichst früh richtig interpretiert werden, und eine Behandlung so früh wie möglich stattfindet.

Die ersten Anzeichen im Überblick:

- Abbruch jeglicher Kontakte
- Ängste, bedroht zu werden
- Appetitlosigkeit
- Bizarre Überzeugungen
- Depressionen
- Erhöhte Sensibilität
- Extreme Angst ohne ersichtlichen Grund
- Exzessiver Schlaf
- Gefühl, beobachtet zu werden
- Gefühl, etwas zu hören, zu riechen und zu schmecken, was andere nicht wahrnehmen
- Gefühl, Mitmenschen können Gedanken lesen
- Geringe Belastbarkeit
- Interessenmangel
- Irritierbarkeit

- Isolation
- Konzentrationsstörungen
- Leistungseinschränkungen
- Misstrauen
- Realitätsverlust
- Reizbarkeit
- Schlafverzicht
- Selbstvernachlässigung
- Sozialer Rückzug
- Stimmungsschwankungen
- Überempfindlichkeit
- Ungewöhnliche Veränderungen der Interessen
- Unruhe
- Veränderungen der Schlafgewohnheiten
- Wahrnehmungsveränderungen

Welche Formen der Psychose gibt es?

Unter dem einheitlichen Oberbegriff der Psychose werden verschiedene Formen von Psychosen zusammengefasst, die hier im Folgenden kurz vorge-stellt werden.

Organische Psychosen (exogene oder symptomatische Psychose)

Wie der Name bereits andeutet, lassen sich bei dieser Form der Psychose körperlich-organische Ursachen für die Erkrankung finden. Häufig entsteht bei dieser Art der Psychose die Erkrankung aufgrund einer Krankheit des zentralen Nervensystems. Dazu zählen körperlich abbauende Prozesse, wie beispielsweise eine Demenz, aber auch Tumore können eine organische Psychose auslösen.

Auch in allgemeinen körperlichen Erkrankungen kann eine Psychose begrün-det sein. Dazu zählen Erkrankungen wie beispielsweise Durchblutungs-störungen oder Stoffwechselstörungen. Ebenso kann die Einnahme bestimmter Medikamente und Substanzen wie Drogen und Alkohol durch eine Schädigung des Hirngewebes zu Psychosen führen. Bekannt sind organische Psychosen zudem als Folgeerscheinung von chirurgischen Eingriffen. In diesem Falle sind sie in aller Regel zeitlich begrenzt und werden aus diesem Grund in Fachkreisen als Durchgangssyndrom bezeichnet.

Entsprechend all dieser möglichen Einflussfaktoren lassen sich organische Psychosen nochmals unterteilen, indem man primäre organische Psychosen von sekundären organischen Psychosen unterscheidet.

Primäre organische Psychosen

Von primären organischen Psychosen spricht man, wenn eine das Gehirn direkt schädigende Wirkung vorliegt. Beispiele für eine primäre organische Psychose sind die Epilepsie, ein Gehirntumor oder Störungen im Gehirnstoffwechsel. All diese Prozesse betreffen das Gehirn direkt, weil sie im Gehirn selbst gelagert sind.

Sekundäre organische Psychosen

Von sekundären organischen Psychosen spricht man, wenn die eine Psychose auslösende Hirnschädigung nicht direkt im Gehirn selbst begründet ist, sondern aufgrund anderer Erkrankungen oder Schädigungen an verschiedenen Organen. So kann eine sekundäre organische Psychose beispielsweise durchaus als Folge einer organischen Schädigung von Nieren oder Leber oder von Stoffwechselerkrankungen wie Diabetes auftreten.

Akute organische Psychose

Unterschieden werden organische Psychosen weiterhin auch hinsichtlich ihres Verlaufes. So werden normalerweise akute organische Psychosen von chronischen organischen Psychosen unterschieden. Von einer akuten organischen Psychose spricht man, wenn sich die Psychose als Folgeerkrankung einer spezifischen Schädigung oder Störung nach Heilung dieser Erkrankung auch zurückbildet. Behandelt wird in einem solchen Falle also das auslösende Krankheitsbild und nicht die Psychose als solche.

Chronische organische Psychose

Von einer chronischen organischen Psychose spricht man, wenn die Psychose auch nach Behebung der sie ursprünglich auslösenden Erkrankung unverändert erhalten bleibt. Auch die chronische organische Psychose hat ihren Ursprung in einer organischen Schädigung, ist in ihrem Bestand und ihrer Entwicklung zu einem späteren Zeitpunkt von dieser organischen Erkrankung losgelöst und durch sie nicht mehr beeinflussbar.

Die Behandlung erfolgt bei dieser Art der Psychose vor allem mit Blick auf die die Psychose auslösende Grunderkrankung. Behandelt werden also die Epilepsie oder der Tumor, jedoch nicht die Psychose. Hat sich die Psychose aufgrund einer Organschädigung durch Substanzenmissbrauch in Form von Alkohol, Drogen oder Medikamenten entwickelt, müssen diese abgesetzt werden.

Ursachen der organischen Psychose im Überblick:

- Erkrankungen, die das Gehirn oder das Rückenmark betreffen

- Hirntumore

- kreislaufbedingte Gehirnerkrankungen

- Stoffwechselstörungen

- Traumatische Gehirnschäden

- Gehirnentzündungen

- Hirnhautentzündungen

- Degenerative Gehirnerkrankungen

- Vergiftungen (Intoxikationen)

- Demenz

- Hirnverletzungen wie Schädel-Hirn-Trauma

- von außen zugeführte Substanzen wie Drogen, Alkohol, Medikamente

Da die Unterscheidung einer organisch bedingten Psychose von einer endogenen Psychose schwierig sein kann, orientieren sich Therapeuten an bestimmten Kriterien. Für eine organisch bedingte Form müssen verschiedene Voraussetzungen gegeben sein wie eine hohe Temperatur, ein plötzliches Auftreten neurologischer Ausfälle sowie ein Hirntumor oder Schädeltrauma. Desweiteren muss ein deutlicher Zusammenhang zwischen dem Beginn der Psychose und einem körperlichen Befund bestehen. Kommt es zum Abklingen dieser körperlichen Befunde, so muss auch eine deutliche Rückbildung der Psychose erfolgen.

Wenn einige dieser Kriterien nicht erfüllt sind, wird der Therapeut schließlich die Kriterien einer endogen bedingten Psychose zugrunde legen.

Nicht-organische Psychosen (endogene Psychosen)

Neben den organischen Psychosen gelten die nicht-organischen Psychosen als die zweite Gruppe dieser Erkrankung. Auch dieser Begriff ist nur als Kategorisierung zu betrachten und versammelt all jene psychotischen Erkrankungen unter sich, die nicht auf organische Schädigungen zurückzuführen sind. Dazu zählen die Psychosen des schizophrenen Formenkreises (früher Schizophrenie), die Mischform der schizo-affektiven Psychose, die frühkindliche Psychose, sowie die Drogenpsychose. Eine Sonderform ist die post-traumatisch reaktive Psychose. Auch die affektiven Psychosen, zu denen der Wechsel von Manie und Depressionen, aber auch andere Depressionen fallen, werden der Gruppe der nicht-organischen Psychosen zugeordnet.

Im Unterschied zu den organisch bedingten Psychosen geht man bei den endogenen Formen davon aus, dass die Entstehungsursache in einer genetischen Disposition liegt, aber auch psychische und soziale Komponenten werden hierbei in Betracht gezogen.

Affektive Psychosen

Hinter diesem Begriff verbergen sich Formen der Psychose, die sich in Störungen der Stimmungslage äußern. Sie äußern sich entweder in einer permanenten Hochstimmung, einer andauernden Depression oder einem steten Wechsel zwischen beiden Gemütszuständen. Im Falle der Depressionen werden nur die schweren Depressionen zu den psychotischen Störungen gezählt. Damit entspricht die psychotische Depression dem früheren Begriff der endogenen Depression, der eine vor allem biologisch begründbare Schwermut mit einem charakteristischen Krankheitsverlauf, bestimmten Mitursachen und einem mehr oder weniger typischen Symptomschwerpunkt beschrieb. Damit wird die psychotische Depression abgegrenzt von leichter verlaufenden, lebensgeschichtlich begründbaren, neurotischen Depressionen und zu der reaktiven, auf aktuelle Ereignisse folgenden Depression.

In der Praxis sind die Übergänge jedoch fließend und eine eindeutige Bestimmung des Depressionstyps mitunter sehr schwer. Eine klarere Abgrenzung gelingt in der Regel bei **Manien** und beim Wechsel zwischen **Manien und Depressionen.**

Eine affektive psychotische Störung äußert sich je nach ihrer Ausprägung in verschiedener Weise. Liegt eine Depression vor, ist der Betroffene oft nicht in der Lage Gefühle wahrzunehmen. Dazu treten häufig Antriebsarmut bis hin zur völligen Lähmung jeglicher Aktivitäten und bei den hier beschriebenen schweren Depressionen auch Wahngedanken, Verarmungswahn.

Bei Manien, als Phasen der Hochstimmung, treten dagegen Größenideen, die bis ins Wahnhafte gesteigert sein können, auf, sowie Hyperaktivität, Ideenflut, Redefluss und eine völlige Überschätzung der eigenen Möglichkeiten. Für den Betroffenen erscheint alles erreichbar und nichts unmöglich.

Posttraumatisch reaktive Psychose

Die posttraumatisch reaktive Psychose folgt als Reaktion auf besonders belastende und traumatisierende Ereignisse. Sie kann als Stressreaktion des Körpers und des Gehirns verstanden werden. In aller Regel ist sie sehr gut behandelbar und kann schnell ausgeheilt werden. Man geht davon aus, dass sie sich innerhalb von ein bis zwei Wochen als Reaktion auf ein bestimmtes Ereignis entwickelt und nicht länger als einen Monat andauert.

Die frühkindliche Psychose

Dieser Begriff gilt ebenso wie die verwendeten Begriffe ‚Kinderschizophrenie' und ‚autistische Psychopathie' als veraltet. Die autistischen Störungen werden zudem heutzutage nicht mehr zu den psychotischen Störungen gezählt, sondern gelten als tief greifende Entwicklungsstörungen.

Die schizophrenen Psychosen

Oftmals kommt es besonders im Alltag und in den Medien zu einer unzulässigen Verbreitung, dass es sich bei der Schizophrenie um eine Spaltung der Persönlichkeit handeln solle. Genauso unzulässig ist die häufige Gleichsetzung von Psychose und Schizophrenie. Denn die Schizophrenie, oder die schizophrene psychotische Störung, wie sie heute genannt wird, ist nur eine Erscheinungsform der Krankheit, die sich Psychose nennt. Irrtümlich wird auch immer wieder verbreitet, dass es sich bei der Schizophrenie um eine Persönlichkeitsspaltung handeln würde.

Schizophrenie kommt nicht gerade selten vor. Zahlen von 2008 belegen, dass zu dieser Zeit immerhin fast 140.000 Patienten aufgrund einer schizophrenen Psychose in Behandlung waren. Hinzu kommt noch eine Dunkelziffer von Betroffenen, die nicht in diesen Zahlen enthalten ist, weil sich diese zu dem Zeitpunkt nicht in einer Therapie befanden.

Über die Ursachen ist heute so wenig bekannt, dass immer noch heftig diskutiert wird, ob es sich bei der schizophrenen psychotischen Störung um eine organische oder gar genetisch ausgelöste Form der Psychose handelt, oder ob die Ursachen vielmehr in der frühkindlichen Entwicklung zu suchen sind.

Zum gegenwärtigen Zeitpunkt wird vermutet, dass eine wie auch immer begründete besondere Anfälligkeit für Psychosen bei bestimmten Personen gegeben ist, die unter dem Einfluss bestimmter Stressfaktoren zum Hervortreten der Psychose führen können. Zu diesen Faktoren gehören familiäre oder allgemein zwischenmenschliche Probleme, Trennungen, Verluste, etc. Obwohl diese Annahme bis zum gegenwärtigen Zeitpunkt nicht bestätigt werden konnte, hat sie sich als Arbeitsgrundlage in der Praxis bewährt. In jüngster Zeit verdichten sich die Hinweise, dass ein Zusammenhang zwischen einer schizophrenen Psychose und einem gestörten Stoffwechsel bestimmter Stoffe im Gehirn existiert.

Die Symptomatik der schizophrenen Erkrankung ist äußerst vielfältig, und nicht bei jedem Patienten tritt jedes Symptom auf. Auch in der Stärke ihrer Ausprägung unterscheiden sie sich beträchtlich. Zudem sind gerade bei der schizophrenen Störung die Symptome sehr flexibel und verändern sich mitunter innerhalb von Stunden. Dieses Abwechseln und das Nebeneinander von gesunden und gestörten Verhaltensweisen ist geradezu typisch für schizophrene Psychosen.

In der Regel verläuft die Schizophrenie schubweise, wobei jeder Schub Persönlichkeitsveränderungen mit sich bringen kann. Allerdings gibt es auch symptomfreie Schübe, bei denen es zu keinerlei Veränderungen kommt. Diese

Intervalle werden als schizophrene Episoden bezeichnet. Die gravierendsten Störungen zeigen sich meistens nach dem dritten Schub.

Im Allgemeinen werden mit Blick auf die schizophrenen Psychosen Positivsymptome von Negativsymptomen unterschieden. Hinter dem Begriff des Positivsymptoms verbirgt sich nichts anderes als eine Übersteigerung des normalen Erlebens. Symptome dieser Gruppe treten oft unvermittelt und plötzlich auf. Äußerlich auffällige Merkmale existieren hierbei nicht.

Typische Symptome dieser Gruppe sind Denkstörungen, Ich-Störungen (also wenn das Erleben der eigenen Person gestört ist), Sinnestäuschungen und große körperliche und motorische Unruhe. Sehr typisch sind vor allem akustische Halluzinationen wie das allseits bekannte Hören von Stimmen. Entgegen der wohl allgemeinen Ansicht ist es jedoch eher selten, dass diese Stimmen Befehle erteilen. Viel häufiger sind die Stimmen beleidigend und versuchen, die Gedanken zu kontrollieren.

Leicht erkennbar wird die Schizophrenie auch für Nicht-Mediziner, wenn sie sich in Form von Wahnvorstellungen äußert. Typisch ist hierbei die Idee, von Geistern oder Außerirdischen beobachtet und verfolgt zu werden oder aber auch die Vorstellung, dass eine Gefahr von anderen Menschen ausgeht, dass beispielsweise in der Nacht eine Bestrahlung mittels elektronischer Geräte vorgenommen wird, oder dass eine persönliche Schuld an Naturkatastrophen oder ähnlichem vorliegt.

Sehr verbreitet ist auch die Vorstellung, ein Implantat zu tragen, mit dessen Hilfe die Gedanken und das Handeln gesteuert und kontrolliert werden können. Das Wahnhafte dieser Vorstellungen zeigt sich in der festen Überzeugung, dass diese Vermutungen wahr sind. Auch durch Fakten kann der Betroffene nicht von seiner Überzeugung abgebracht werden.

Typisch für diese so genannten Ich-Störungen ist das Erleben, dass Gedanken nicht selbst gedacht, sondern von außen eingegeben werden, aber auch die Idee, dass andere die eigenen Gedanken mit denken oder die eigenen Gedanken stehlen. Auch eigene Gefühle oder Handlungen können als fremd verursacht wahrgenommen werden.

Unter Negativsymptomen versteht man in Abgrenzung dazu solche Symptome, die das normale Erleben einschränken. Dabei können Negativsymptome bereits Jahre vor dem Ausbruch der schizophrenen Störung auftreten. Oftmals stehen Schlafstörungen und depressive Symptome am Anfang der Symptomkette. Zu den typischen Negativsymptomen gehören die „dynamische Entleerung", „kognitive Defizite" (kognitiv: Auffassung und das komplexe Denken betreffend) sowie „motorische Defizite", also etwa eine Reduzierung von Mimik und Gestik.

Hinter der Begrifflichkeit der dynamischen Entleerung verbirgt sich ein Mangel an jeglicher Motivation. Daraus resultieren Antriebsarmut und unzureichende Planung für die Zukunft, die bis hin zu nahezu vollständiger Perspektivlosigkeit führen kann. Auch die Symptome einer Depression fallen in diese Kategorie. Sehr oft zeigt sich ein Abflachen im Bereich der Emotionen und Gefühle. Reaktionen erfolgen nur eingeschränkt, und die normale Empfindungsfähigkeit geht verloren. Die Stimmungs- und Gefühlslage bleibt konstant und das Empfinden starker Emotionen wie Hass, Wut, Liebe, etc. ist nur noch sehr eingeschränkt oder gar nicht mehr möglich.

Störungen im kognitiven Bereich äußern sich vor allem darin, dass komplexe Zusammenhänge nicht mehr begriffen werden können. Selbst das Schreiben von zusammenhängenden Texten gelingt nicht mehr. Im Bereich der Sprache lässt sich eine Verarmung im Wortschatz feststellen, und in ganz extremen Fällen kann es dazu kommen, dass ein Wort oder Gedanke fortwährend wiederholt wird, oder aber der Betroffene in unsinnigen Wörtern oder Sätzen kommuniziert.

Wenn man von motorischen Defiziten spricht, meint man in diesem Zusammenhang vor allem die Mimik, doch ist auch Gestik mit eingeschlossen. Aufgrund der mangelnden Mimik und Gestik wirken die Betroffenen oft abweisend, desinteressiert und kontaktgestört, was sie jedoch nicht sind. Sie leiden in aller Regel selbst unter diesem Zustand und sind dankbar, wenn er von außen durch Zuwendung überbrückt wird. Diese mangelnde Mimik erinnert an parkinsonerkrankte Menschen, die auch von diesem Problem betroffen sind.

Hinter der Bezeichnung der schizophrenen Psychose verbirgt sich nicht nur eine Erkrankung, sondern vielmehr ein ganzes Bündel an möglichen Erkrankungsformen. Zu den Untergruppen gehören insgesamt 5 Untergruppen, und zwar die so genannte paranoide Schizophrenie, die Hebephrenie oder hebephrene Schizophrenie, die katatone Schizophrenie, die Schizophrenia simplex und das schizoide Residuum. Diese Fachbegriffe klingen zunächst kompliziert und erschreckend, können jedoch ganz einfach erklärt werden.

Paranoide Schizophrenie

Die paranoide Schizophrenie ist die häufigste Form der schizophrenen Psychose. Das Wort ‚paranoid' stammt aus dem Griechischen und bedeutet übersetzt so viel wie „neben dem Verstand, verrückt, wahnsinnig". Diese Form der Erkrankung zeigt sich meist zwischen dem 30. und 40. Lebensjahr und ist gekennzeichnet durch Wahnvorstellungen und Halluzinationen, vor allem akustischen. Nur sehr selten und in geringem Maße treten bei dieser

Form der Schizophrenie motorische Störungen und Negativsymptomatiken auf. Es überwiegt in diesen Fällen die Positivsymptomatik.

Hebephrene Schizophrenie

Die hebephrene Schizophrenie oder Hebephrenie ist eine Form der Schizophrenie, die im Jugendalter also zwischen dem 15. und dem 25. Lebensjahr beginnt. Sie ist vor allem durch eine stark ausgeprägte Negativsymptomatik gekennzeichnet sowie durch Hypochondrie und affektive Störungen, also Veränderungen der Stimmung der Person, Antriebsstörungen und Denkstörungen. Die Umwelt nimmt die Betroffenen oft als verflacht und emotional verarmt war. Oftmals ist das Auftreten einer Hebephrenie mit einem so genannten Entwicklungsknick verbunden. Dazu zählen: Plötzlicher Leistungsabfall in der Schule, Abbruch sozialer Beziehungen, auffallende Antriebslosigkeit oder Isolierung.

Oftmals sind dies aber auch die normalen Zeichen einer pubertären Phase, so dass die Abgrenzung einer Hebephrenie von den üblichen Pubertätsschwierigkeiten nicht einfach ist. Anders als bei anderen Formen der schizophrenen Psychose kommen Halluzinationen und Wahn nur selten und schwach ausgeprägt vor.

Katatone Schizophrenie

Die so genannte katatone Schizophrenie zeigt sich vor allem in motorischen Störungen, die teilweise sehr erheblich sein können. Sie können mit einer Starre, einer Überwärmung des Körpers und schweren Störungen des Flüssigkeitshaushaltes einhergehen und nehmen unter diesen Voraussetzungen mitunter sogar lebensbedrohende Ausmaße an. Dies geschieht vor allem aufgrund der Verweigerung von Nahrungs- und Flüssigkeitsaufnahme auf Seiten des Patienten.

Es kann aber ebenso zu großer motorischer Unruhe kommen; dabei können absolute Starre und übertriebene Bewegung sich schlagartig abwechseln.

Mit dem Begriff ,schizoides Residuum' wird der Zustand zwischen den einzelnen Krankheitsschüben bezeichnet. Und obwohl diese Zeitspanne nicht zu der akuten Erkrankungsphase zählt, können gewisse Beeinträchtigungen bestehen bleiben. Dazu gehören sozialer Rückzug, Passivität, Antriebsverlust und emotionale Abstumpfung. Ebenso können in geringfügigem Maße Wahnvorstellungen bestehen bleiben.

Schizophrenia simplex

Die so genannte Schizophrenia simplex ist ein Typ der schizophrenen Psychosen, der in der Regel im Erwachsenenalter ausbricht. Ihr Beginn ist langsam und schleichend, und die Betroffenen zeigen, wenn überhaupt, nur gering ausgeprägte Symptome. Aus diesem Grund wird sie auch als blande Psychose bezeichnet. Bland oder blande bedeutet im medizinischen Sprachgebrauch so viel wie mild, reizlos, nicht entzündlich verlaufend.

Die typischen Symptome wie beispielsweise Halluzinationen fehlen vollkommen, und es zeigt sich hauptsächlich eine Negativsymptomatik. Auf ihre Umwelt wirken Betroffene merkwürdig und verschroben. Sie ziehen sich in sich selbst zurück und sind für Außenstehende kaum mehr zu erreichen. Die Schizophrenia simplex ist schwer zu diagnostizieren und noch schwerer zu behandeln. Sie gilt als therapeutisch nicht beeinflussbar. Die Selbstmordrate unter den Betroffenen ist sehr hoch.

Drogenpsychose

Die Drogenpsychose wird auch als toxische Psychose bezeichnet und ist eine Sonderform der Psychose. Zu den Drogenpsychosen werden diejenigen psychotischen Phasen gezählt, die durch Halluzinogene, also Halluzinationen auslösende Stoffe, hervorgerufen werden. Dazu zählt die Droge LSD, die ursprünglich als ein Medikament auf den Markt kam, das es Ärzten ermöglichen sollte das psychische Erleben ihrer Patienten nachzuvollziehen. Aber auch andere harte und weiche Drogen, wie beispielsweise Alkohol, können unterdrückte Psychosen zum Ausbruch bringen.

Wenn bei einem Patienten eine unterdrückte Psychose vorliegt, so kann der Konsum, als auch das Absetzen, von verschiedenen Drogen einschließlich Alkohol zu einem Ausbruch der Erkrankung führen.

Die drogeninduzierte Psychose wird zwar durch den Konsum von Drogen ausgelöst, aber unabhängig von diesen Substanzen kann sie auch nach ihrem Absetzen fortbestehen und in einigen Fällen sogar dauerhaft vorhanden bleiben. In diesen Fällen stellt sich das Krankheitsbild eher als eine schizophrene Psychose dar, als dass es einer organischen Psychose entsprechen würde.

Das besonders Fatale des Drogenkonsums ist es, dass durch diese Substanzen die Psychosen hauptsächlich bei Menschen im Jugendalter entstehen. Das Gefährliche daran ist, dass sich das zentrale Nervensystem in dieser Zeit noch entwickelt und somit für schädigende Einwirkungen von Drogen besonders anfällig ist. Man weiß allerdings, dass es in der Regel nicht nur die Drogen alleine sind, die zur der Erkrankung führen, sondern dass außerdem auch bestimmte genetische Voraussetzungen vorliegen müssen.

Zwar tritt die Psychose in den meisten Fällen erst durch einen regelmäßigen Konsum auf, aber auch eine einmalige Anwendung kann eine Psychose aus-lösen.

Drogen vermitteln immer nur kurzfristig ein besseres Lebensgefühl. Sobald die Wirkung nachlässt, wird meistens alles schlimmer, besonders langfristig gesehen. Dass es durch Drogenkonsum zu der Entstehung von Psychosen kommt, ist mittlerweile auch vielen Anwendern bekannt. Dennoch wird diese Tatsache von den Konsumenten am liebsten ignoriert ganz nach dem Motto: Das trifft andere und nicht mich.

Dabei kann der Drogenkonsum nicht nur die Krankheit auslösen, sondern deren Verlauf verschlimmern oder weitere Schübe verursachen.

Aufgrund ihrer Erkrankung kommt es bei vielen Drogenanwendern schließlich zu einem noch intensiveren Konsum, weil sie irrtümlich dem Glauben unter-liegen, ihre Probleme mit eben diesen Drogen ‚behandeln' zu können. Ein gefährlicher Trugschluss, der unweigerlich dazu führt, dass sich die Krankheit weiter verschlechtert. Bei einigen Drogen wird im Laufe der Zeit auch eine stetig zunehmende Dosierung erforderlich, um den gewünschten Rauschzu-stand überhaupt noch zu erreichen.

Waren in früheren Jahren überwiegend sogenannte Halluzinogene wie LSD bekannt dafür, dass sie eine Psychose auslösen können, gehören heutzutage Cannabis und das als Partydroge bekannte Ecstasy zu den Hauptsubstanzen, die eine Drogenpsychose auslösen. Mehrere Studien haben eindeutig diese Zusammenhänge gezeigt.

In Studien konnte insbesondere mehrfach belegt werden, dass regelmäßige Anwender von Cannabis ein um 40 % höheres Risiko tragen, an einer Psychose zu erkranken. Und wenn der Cannabiskonsum bereits vor dem 15. Lebensjahr erfolgt, so wird das Risiko nochmals höher bewertet. Besonders starkes Gefährdungspotential besteht durch den Konsum von dem soge-nannten ‚Skunk', der pflanzlichen Art von Cannabis, die aufgrund der erhöhten Festigkeit gezüchtet wird.

Da illegale Drogen in versteckten und nicht greifbaren Hinterhoflaboren hergestellt werden, können wild zusammengewürfelte Substanzen hinein-gemixt werden, von denen niemand weiß, dass diese enthalten sind. Und wenn man nicht weiß, welche gefährlichen Inhaltsstoffe man seinem Körper zumutet, ist es natürlich schwierig, genaue Wirkungen und Spätfolgen vorauszusagen. Man weiß allerdings, dass insbesondere bei dem Konsum von Ecstasy bereits wenige Tabletten ausreichen, um dauerhafte irreparable Gehirnschäden sowie auch Psychosen zu verursachen.

Wie genau der Wirkmechanismus funktioniert, dass es durch Drogen zu Psychosen kommt, ist noch nicht vollständig geklärt. Vermutet wird, dass eine unterschwellig vorhandene psychotische Störung bereits vorliegt, die letztendlich durch die Drogen ‚getriggert' wird und den Ausbruch somit auslöst.

Man weiß allerdings von vielen Drogen auch, dass sie in der Lage sind, den Dopaminspiegel im Gehirn zu steigern. Dieser Gehirnbotenstoff ist eine wichtige Substanz, um Botschaften im Gehirn zu übermitteln. Bei einem langfristigen Drogenkonsum kommt es zu gravierenden Störungen dieser Gehirnchemie, die schließlich zu Psychosen führen können. Diese Störungen werden auf drogenabhängige fehlgeleitete Übermittlungsvorgänge in den Synapsen zurückgeführt mit dem Ergebnis, dass die Wirkstoffe der Drogen einen enormen Einfluss auf das Verhalten und Denken des Anwenders haben.

Von Ecstasy, der anfangs oftmals als so harmlos eingestuften Partydroge, weiß man mittlerweile, dass sie eklatant in den Gehirnstoffwechsel eingreift. Besonders kritisch wird der intensive Einfluss auf den Serotoninhaushalt gesehen. Denn durch Ecstasy kommt es zu einer regelrechten Ausbeute des Serotonins mit dem Ergebnis, dass der Serotoninspeicher nach der Wirkung des Ecstasys völlig erschöpft ist. Als Folge treten Depressionen und Antriebsstörungen auf.

Durch den gestörten Serotoninstoffwechsel kommt es zum Absterben von serotonergenen Nervenzellen, wodurch es zu bleibenden Schädigungen der Nervenzellen mit entsprechenden Langzeitfolgen kommen soll. Darüber hinaus führt Ecstasy auch zu Störungen des Kurzzeitgedächtnisses und zu bleibenden Gehirnschäden, die zu einer starken Beeinträchtigung des Alltags führen. Denn während das Gehirn in vielen Situationen in der Lage ist, sich zu regenerieren, scheint es durch Ecstasy diese Fähigkeit zu verlieren.

Bisher konnte noch kein Zusammenhang zwischen der Dosierung und dem Auftreten der Psychose gefunden werden. Während es Patienten gibt, bei denen nur eine einzige Tablette ausreichte, konsumieren andere Anwender Ecstasy, ohne dass irgendwann überhaupt eine Psychose auftritt. Und genau diese Tatsache machen sich einige Konsumenten gerne zunutze, indem sie dem Trugschluss unterliegen, der letzten Gruppe anzugehören.

Drogenexperten sehen gerade aufgrund des umfangreichen Ecstasykonsums der heutigen Jugend eine riesige gesundheitliche Gefahr auf die Gesellschaft zurollen. Alzheimer, Demenz und Parkinson sind dabei nur einige der langfristigen Folgen, die Drogenwissenschaftler mittlerweile als Ecstasy-Langzeitfolgen erkannt haben.

Doch nicht nur Ecstasy- und Cannabis-Konsumenten gefährden ihre Gesundheit. Auch andere Drogen wie Kokain und Amphetamine sind bekannt dafür, dass sie das Risiko einer Psychose deutlich erhöhen. In diesem Zusammenhang wird allzu oft die als harmlos deklarierte Droge Alkohol vergessen. Denn auch übermäßiger Alkoholkonsum kann zu psychischen Erkrankungen führen.

Zu den Drogen, die eine Psychose auslösen können, zählen die folgenden:

- Alkohol
- Amphetamine (Speed)
- Cannabis
- Crystal Meth
- Ecstasy
- Ketamin
- Kokain
- LSD
- Magic Mushrooms
- Meskalin

Die Symptome der Drogenpsychose können sich in der völligen Bandbreite äußern wie bei nicht drogenabhängigen Psychosen. So treten auch hier nicht nur Halluzinationen auf, sondern auch Wahnvorstellungen und Falschwahrnehmungen von Gerüchen, Bildern und Geräuschen.

Bei regelmäßigem Drogenkonsum ist es oftmals schwierig, die Symptome ursächlich zu analysieren. Denn sobald die Drogenwirkung nach ein paar Stunden nachlässt, wird hierdurch die auftretende schlechte Stimmung häufig durch einen direkt anschließenden Konsum beseitigt, um wieder zu einem besseren Gefühl zurückzukehren und einen Drogenkater zu vermeiden. Häufig kommt es hierbei zu einer Vermengung verschiedener Drogen wie Ecstasy, Cannabis, LSD oder Alkohol, sodass eine Zuordnung schwierig ist, welche der Drogen letztendlich für die Psychose verantwortlich ist.

Personen, bei denen bekannt ist, dass sie an einer Psychose erkrankt sind, sollten tunlichst vermeiden, weiterhin bewusstseinsverändernde Substanzen zu konsumieren. Denn nur so kann vermieden werden, dass es zu langfristigen und möglicherweise irreparablen Schäden kommt. Denn wie bei anderen Psychosen auch, kann die droneninduzierte Psychose zu einer starken Einschränkung der Lebensqualität führen. Dies kann so weit gehen, dass ein selbständiges Bewältigen des Alltags nicht mehr möglich ist.

Die Behandlung der Drogenpsychose besteht einerseits aus dem Verzicht der entsprechenden Substanzen, sowie aus den Therapiebausteinen wie der

Verordnung von Antipsychotika, die auch bei nicht-drogeninduzierten Psychosen eingesetzt werden. Da bei dem Konsum von Drogen in den meisten Fällen eine Sucht vorliegt, ist häufig ein Drogenentzug erforderlich. Je frühzeitiger der Kontakt zu einer Drogenberatungsstelle aufgenommen wird, desto besser sind die Aussichten auf eine erfolgreiche Therapie.

Eine Psychose kann nicht nur durch den unmittelbaren Drogenkonsum ausgelöst werden, sondern auch durch das plötzliche Absetzen von längerfristig eingenommenen Substanzen entstehen. Diese Zustände werden dann den Nebenwirkungen des Drogenentzuges zugeordnet.

Um eine Drogenpsychose von anderen Psychosen unterscheiden zu können, ist eine entsprechende Diagnostik erforderlich. Hierfür werden labormedizinische Nachweise herangezogen, um verdächtige Drogen zu identifizieren. Während sich die Substanzen im Blut häufig bis zu 24 Stunden lang nachweisen lassen, kann man sie im Urin bis zu 4 Tage lang nachweisen. Über einen regelmäßigen Konsum geben Haaranalysen bisweilen die zuverlässigsten Hinweise.

In der Praxis gestaltet sich der Nachweis jedoch meistens als schwierig, weil Drogenkonsum häufig heimlich stattfindet. Für eine erfolgreiche Behandlung ist es jedoch essentiell, einen vorliegenden Drogenmissbrauch aufzudecken.

Depressionen und Psychose

Depressionen sind bei Psychosen häufig anzutreffen, allerdings gibt es hierfür unterschiedliche Gründe. Entweder resultiert eine Psychose aus einer Depression oder einer bipolaren Störung heraus, oder sie tritt als Begleiter der Psychose auf. Wenn bereits eine Depression besteht, erhöht sich das Risiko, dass eine Psychose ausgelöst wird.

Von einer Depression wird meistens dann gesprochen, wenn die vorherrschende Stimmung stark gedrückt ist, und dieser Zustand mindestens 2 Wochen lang andauert. Sämtliche Lebensfreude ist bei depressiven Menschen nicht mehr vorhanden, und das Interesse an der Umwelt hat völlig nachgelassen. Durch eine ausgeprägte Antriebsarmut sind die Betroffenen wie gelähmt und mit der Ausübung einfachster Handlungen schon überfordert. In ihrer Gefühlswelt sind sie wie eingeschlossen, indem sie weder Freude noch Wut wahrnehmen können. Sie sind in ihrer Welt wie eingeschlossen und haben den Eindruck, die Außenwelt nur noch als Zuschauer betrachten zu können. Während einer Depression kann es zu ernsthaften Selbstmordgedanken kommen, was diese Erkrankung schließlich so gefährlich macht.

Depressionen können ein Frühzeichen bei Personen sein, die von einer Schizophrenie betroffen sind.

Eine Sonderform der Depression ist die psychotische Depression. Sie tritt hauptsächlich bei älteren Menschen auf und gilt als eine schwere Form der depressiven Störung. Sie liegt vor, wenn zusätzlich zu den depressiven Symptomen auch psychotische Merkmale auftreten. Im Vergleich zu einer klassischen Depression ohne psychotische Auffälligkeiten ist nicht nur der Krankheitsverlauf bei psychotischen Depressionen viel länger, sondern auch die Rückfallquote ist deutlich höher.

Eine psychotische Depression ist durch folgende Merkmale gekennzeichnet:

- Eine psychotische Depression kann gefährliche Situationen hervorrufen, sodass zum eigenen Schutz eine sofortige Einweisung in eine psychiatrische Klinik erforderlich sein kann.

- Bei einer psychotischen Depression ist die Realitätswahrnehmung gestört.

- Die Gedankenwelt wird unrealistisch und besteht überwiegend aus negativen Gedanken.

- Es können Wahnvorstellungen und Verfolgungswahn auftreten. Die Betroffenen fühlen sich ständig verfolgt, Verschwörungen ausgesetzt und sind fest davon überzeugt, dass bestimmte Menschen sie verletzen oder bestrafen wollen.

- Das Hunger- und Durstgefühl lässt extrem nach, sodass die Betroffenen mitunter weder essen noch trinken.

- Durch Halluzinationen können durch die Depression ausgelöste Selbstmordgedanken verstärkt werden, sodass es möglicherweise auch zu entsprechenden Handlungen kommt.

- Wahnvorstellungen kommen wesentlich häufiger vor als Halluzinationen.

Die Behandlung der psychotischen Depression besteht häufig aus einer Kombination von Antidepressiva und Neuroleptika. Denn auf eine alleinige Verabreichung von Antidepressiva sprechen die Patienten häufig schlecht an. Diskussionen gibt es immer wieder darüber, ob die Erkrankung den Einsatz von Elektrokrampftherapien (EKT) rechtfertigt. Obwohl die Elektrokrampftherapie bereits seit über 70 Jahren bei der Behandlung von psychotischen Depressionen eingesetzt wird, scheint sie insbesondere bei der Therapie von älteren Patienten immer noch besser zu wirken als die medikamentösen Verfahren der moderneren Medizin. Zumindest verweisen einige Studien darauf, durch die EKT häufig bessere Ergebnisse erzielt werden als durch trizyklische Antidepressiva.

Dennoch dürfen diese Erfahrungen nicht über die möglichen Nebenwirkungen und Gefahren einer EKT hinwegtäuschen. Denn sie birgt das Risiko, dass es unter anderem zu Verwirrtheit und Gedächtnisstörungen kommt. Dies gilt insbesondere bei Patienten, die Psychopharmaka einnehmen.

Insgesamt gesehen gibt es bisher keine eindeutigen Richtlinien darüber, welche Therapien tatsächlich bei einer psychotischen Depression zum Einsatz kommen sollten.

Diagnose einer Psychose

Um eine optimale Behandlung von Psychosen gewährleisten zu können, muss eine genaue Diagnose vorliegen. Doch genau dies ist häufig nicht einfach, auch für viele Mediziner.

Die Diagnose erfolgt in enger Zusammenarbeit des Arztes mit allen Beteiligten. Dazu zählt in erster Linie der Betroffene selbst, aber auch sein engeres Umfeld wie beispielsweise die Familie. Dabei wird zunächst festgestellt, ob eine Psychose vorliegt. Hat sich diese Vermutung bestätigt, muss versucht werden, diese erste Diagnose zu präzisieren.

Dabei gilt es zu beachten, dass sich das Erscheinungsbild der Erkrankung mitunter häufig ändern kann. Das erschwert natürlich die Diagnosestellung, so dass es immer wieder zu widersprüchlichen Diagnosen und Behandlungsansätzen kommt. Stellen Sie daher von Anfang an sicher, dass Sie sich in die Hände eines erfahrenen Fachmannes begeben.

Diagnostikverfahren im Überblick:

- Psychiatrische Beurteilung

- Psychiatrische Tests

- Blutuntersuchungen

- MRT des Gehirns

- Drogenscreening

Differenzialdiagnosen

Im Rahmen einer Differenzialdiagnose gilt es zunächst, die möglicherweise vorliegende Psychose von anderen Krankheitsbildern abzugrenzen. Denn weil es auch bei anderen Erkrankungen zu psychoseähnlichen Symptomen kommen kann, ist es wichtig, diese auszuschließen.

Wichtig ist hierbei besonders die Abgrenzung zu geistigen Behinderungen. Psychosen gehen nämlich nicht mit einer Intelligenzminderung einher, sofern sie nicht in einem organischen Schaden im Hirn begründet sind.

Ebenso muss die Psychose von anderen psychischen Erkrankungen, wie von Neurosen, Persönlichkeitsstörungen und Suchterkrankungen, abgegrenzt werden. Auch organische Störungen, die psychoseähnliche Zustände auslösen können, müssen ausgeschlossen werden. Dazu zählen beispielsweise Funktionsstörungen der Schilddrüse und andere organische Erkrankungen.

Eine umfangreiche Differenzialdiagnostik ist immens wichtig, um dem Patienten eine adäquate Therapie zu ermöglichen. Denn nichts ist schlimmer, als eine vermeintlich vorhandene Erkrankung, wie eben eine Psychose, vor sich zu glauben und diese entsprechend zu therapieren, obwohl eine ganz andere Krankheit zugrunde liegt und diese unbehandelt bliebe.

Zu den wichtigsten Krankheiten, die als Ursache für die psychotischen Symptome gelten können, zählen die folgenden:

Delirium

Wenn Drogen oder Medikamente plötzlich abgesetzt werden, kann der Körper mit einem Delirium (Verwirrtheitszustand) reagieren. Auch aufgrund einer Hirnverletzung und einer Unterzuckerung kann es zu einem Delirium kommen.

Neurologische Erkrankungen

Diverse neurologische Krankheiten können zu psychotischen Symptomen führen. Hierzu gehören insbesondere Gehirnentzündungen, Hirnhautentzündungen, Parkinson und Epilepsie.

Stoffwechselstörungen

Durch verschiedene Stoffwechselerkrankungen, wie unter anderem bei einer Erkrankung der Schilddrüse oder bei Diabetes, kann es zu psychotischen Situationen kommen.

Geistige Behinderungen

Hirnorganisch bedingte Erkrankungen, die zu einer geistigen Behinderung führen, müssen ausgeschlossen werden.

Schädel-Hirn-Trauma und Hirntumore

Als Folge eines Schädel-Hirn-Traumas kann es zu psychotischen Situationen kommen.

Darüber hinaus ist eine Psychose auch gegenüber Neurosen, leichten Depressionen, Borderline und Suchterkrankungen abzugrenzen.

Die Diagnose – und was jetzt?

Fast jeder, der von seinem Arzt eine zunächst niederschmetternd klingende Nachricht erhält, wird sich auch niedergeschmettert fühlen. Man ist wie vor den Kopf getroffen, versteht womöglich gar nicht, wovon der Arzt eigentlich spricht und ahnt die Ausmaße seiner Erkrankung nicht mal ansatzweise. Wie auch, wenn man bis zum heutigen Tag noch nie etwas von einer Psychose gehört hat?

Man fühlt sich schlichtweg überfordert und ziemlich allein gelassen in der Welt, in der nur Gesundheit, Fitness, Leistung und Schönheit zählen. In einer Welt, in der man von Problemen am liebsten gar nichts hören möchte, und Krankheiten am besten gar nicht existieren. Erst recht keine psychischen Erkrankungen, denn die klingen so Angst einflößend und bizarr.

Dennoch: Wer eine lange Odyssee hinter sich gebracht hat, während der die Krankheit nicht erkannt wurde und nun die Diagnose ‚Psychose' erhalten hat, ist einerseits froh, endlich eine Erklärung für seinen desolaten Gesundheitszustand erhalten zu haben. Denn endlich weiß man, dass all die Symptome einen Grund haben. Und mit einem Grund kann man gezielt etwas unternehmen.

Zunächst steht man der Diagnose möglicherweise kritisch gegenüber, zweifelt sie an und will sie nicht wahrhaben. Diese Situation wird von dem Unbehagen begleitet, dass man sich mit dieser mysteriösen Erkrankung ziemlich allein gelassen fühlt und nur wenige Menschen hat, mit denen man sich nun austauschen kann.

Aber sobald der Moment gekommen ist, in dem man realisiert hat, dass man sich mit der Krankheit aktiv auseinander setzen muss, um seine Lebensqualität möglichst zu verbessern, entstehen täglich neue Fragen wie beispielsweise:

- Wie wird die Psychose mein Leben verändern?

- Kann ich weiterhin meine Berufstätigkeit ausüben?

- Kann ich Sport treiben?

- Was ist mit Auto fahren?

- Vertrage ich die verordneten Medikamente, und welche Nebenwirkungen können auftreten?

- Wie wird mein Umfeld mit der Erkrankung umgehen – meine Familie, Arbeitskollegen und Freunde?

- Wie wird sich die Erkrankung zukünftig entwickeln?

- Wie gehe ich mit Vorurteilen und Stigmatisierungen um?

In Wirklichkeit ist der Fragenkatalog noch wesentlich länger. Je mehr man sich mit der Krankheit beschäftigt, desto mehr Fragen ergeben sich zwangsläufig.

Damit man nicht allein mit all seinen Fragen steht, ist es für viele Patienten sehr hilfreich, sich von außen unterstützen zu lassen. Dies kann in Form von einer Teilnahme an einer Selbsthilfegruppe sein oder auch durch psychotherapeutische Gespräche geschehen. Die wichtigste Basis bildet meistens die Familie. Steht diese jedoch nicht zur Verfügung, um den nötigen Rückhalt zu leisten, bitten Sie Ihre wirklich guten Freunde um Hilfe.

Leben mit einer Psychose

Die Diagnose einer Psychose bedeutet zweifelsohne einen gravierenden Einschnitt in die bisher geführte Lebensweise. Besonders für junge Patienten kann die Erkrankung ein ganz enormer Lebenseinschnitt sein, was mit Gefühlen von Trauer, Schock, Ärger und Rebellion einhergeht. Während man im fortgeschrittenen Alter vielleicht eher damit rechnet, irgendwann von einer schweren Krankheit getroffen zu werden, befindet man sich in jungen Jahren in der Blüte seines Lebens, steckt voller Zukunftspläne, in denen Krankheiten keinen Platz haben. Und eine psychische Erkrankung schon mal gar nicht. Denn die haben ja grundsätzlich sowieso immer die anderen, oder sie findet nur im Fernsehen statt.

Für junge Betroffene bedeutet eine Psychose häufig eine Unterbrechung oder sogar Aufgabe der Ausbildung. Und durch die häufig chronisch vorhandene Leistungseinschränkung werden die zukünftigen Chancen auf dem Arbeitsmarkt deutlich reduziert. Als kranker Mensch hat man es ohnehin sehr schwer, in der Arbeitswelt Fuß zu fassen – für eine psychische Erkrankung gilt dies allerdings um ein Vielfaches mehr. Denn zu groß sind die Vorurteile und Berührungsängste, die mit dieser Erkrankung verbunden sind.

Wenn die Psychose also in jungen Jahren auftritt, führt dies in vielen Fällen unweigerlich in die gesellschaftliche Isolation. Denn ohne Arbeitsplatz, mit einem Einkommen auf Hartz 4-Niveau und mit einer psychischen Erkrankung erfährt man keinerlei gesellschaftliche Anerkennung. Sondern ganz im Gegenteil: Man wird oftmals ausgegrenzt, gemobbt und für verrückt erklärt.

Sicherlich trägt hierzu auch das Bild der Psychose in der Öffentlichkeit bei. Dieses ist nun mal nicht gerade vertrauenserweckend und wird nicht selten mit bizarren Vorstellungen wie Mord und Totschlag in Zusammenhang gebracht. Und das, obwohl Menschen mit einer Psychose nicht gewalttätiger sind als andere Mitglieder der Gesellschaft auch.

Bei all diesen oftmals negativen Erfahrungen, die man als Betroffener erfährt, ist es natürlich mühsam, sich aus seiner Isolation und Erkrankung herauszuschälen. Mit viel Eigenmotivation und Unterstützung von Angehörigen und guten Freunden kann dies dennoch tatsächlich gelingen.

Denn viele Betroffene erkennen irgendwann, dass sie gar keine Alternative dazu haben, als sich am eigenen Schopfe zu packen und zu kämpfen. Stets mit dem Blick nach vorn und niemals zurück. Denn frustrierendes Zurückblicken auf die tollen Jahre, in denen die Gesundheit anscheinend so robust war, dass man noch jedes Aufmucken des Körpers gekonnt ignorieren konnte, hilft in diesen Momenten nicht weiter. Da nützt auch die Reue oftmals nicht viel, dass man so manches Mal womöglich über die Strenge geschlagen hat, und dem Körper so einiges zuviel zugemutet hat. Vielleicht wäre es besser gewesen, wenn man auf so einige Alkoholeskapaden und Drogenausflüge verzichtet hätte. Ja, wahrscheinlich sogar. Aber das ist Vergangenheit, und die ist vorbei.

Jetzt geht es darum, heute zu leben und den Blick auf morgen zu richten. Durch Wehmut und traurige Blicke zurück auf die besseren Jahre ist noch niemand gesünder geworden. Klar, das jetzige Leben ist anders, aber ist es wirklich so viel schlechter? Es ist ganz sicher jetzt viel tiefgründiger und von Oberflächlichkeiten bereinigt. Eigentlich ist es doch jetzt ein viel höherwertigeres Leben. Man freut sich an den guten Tagen, dass man diese erleben darf. Man wird dankbar und demütig. Man erfreut sich an Kleinigkeiten, die man im früheren Leben einfach übersehen hat. Sie waren ja so unwichtig. Partys, neue Autos und schicke Klamotten waren ja so viel wichtiger. Ja, waren. Wir leben jetzt, heute und morgen und übermorgen und nicht mehr gestern.

Irgendwann ist er da, der Moment, in dem man sich wieder besinnt. In dem man sich mit der so Angst einflößenden Krankheit arrangieren möchte. Ab jetzt gilt es, nach vorn zu blicken, sich mit der Erkrankung auseinander zu setzen und nach Lösungen zu suchen, die für eine bessere Lebensqualität sorgen. Damit die Schübe nicht mehr so heftig ausfallen oder am besten nur noch so selten wie möglich kommen.

Natürlich gilt es, nichts zu beschönigen. Denn Fakt ist nun mal, dass man mit einer Psychose unvorstellbaren seelischen Belastungen ausgesetzt ist. Häufig ist es insbesondere auch die Unwissenheit des eigenen Umfeldes – sei es in der eigenen Familie, im Bekanntenkreis und am Arbeitsplatz. Denn weil diese verflixte Krankheit optisch nicht wahrnehmbar ist, ist es für Außenstehende oft schwierig, den Betroffenen als wirklich krank und nicht als Verrückten oder Spinner zu sehen.

Da hat sich schon manch ein psychisch Erkrankter gewünscht, lieber zwei Beine gleichzeitig gebrochen zu haben, als von einer Krankheit sprechen zu müssen, die niemand so richtig versteht, und bei der die meisten Gesprächspartner am liebsten ganz betreten den Boden anblicken und schweigen.

Eine große Herausforderung stellt immer wieder das phasenweise Auftreten der Schübe auf. Während es lange Zeiten der Remission gibt, in denen ein völlig beschwerdefreies Leben geführt werden kann, wird diese glückliche Zeit dann oft wie aus heiterem Himmel mit einem erneuten Schub schlagartig beendet. Dieser Wechsel zwischen beschwerdefreien Phasen und den plötzlichen Schüben ist immer erneut eine große Herausforderung für den Betroffenen, aber auch seine Familie.

Denn jedes Mal müssen abermals verschiedene Anpassungen erfolgen, um sich in den Schüben zurecht zu finden. Durch den permanenten Wechsel von Krankheitsphasen wird der Alltag immer wieder neu beeinflusst und definiert. Somit ist die Erkrankung auch immer für das Umfeld und insbesondere für die Familie der Betroffenen eine große Belastung.

Je länger die Krankheit das Leben begleitet, desto mehr lernt man jedoch, mit ihr umzugehen. Allerdings beobachtet man bei langfristig erkrankten Patienten auch, dass Sie ermüden und die mühevolle Auseinandersetzung mit der Krankheit zunehmend als Belastung sehen. Denn neben den körperlichen Anstrengungen kommt der die Einschränkung der gesamten Lebensumstände.

Die Krankheit ist quasi allgegenwärtig, schwebt ständig oftmals auch unbewusst über einem und erfordert einige wichtige Strategien, um den Alltag trotzdem bewältigen zu können. Denn die Psychose beeinflusst nicht nur das private, sondern auch das gesellschaftliche Leben eines jeden Betroffenen.

Dennoch – mit einer Psychose lässt sich immer noch ein lebenswertes Leben führen. Denn die Krankheit besteht nicht nur aus schweren Schüben und lästigen Arztbesuchen. Die guten Phasen lassen ein durchaus intensives Alltagsleben zu. Und wer es schafft, die Remissionen möglichst lang hinauszuzögern, kann an so manchen Tagen die Erkrankung regelrecht vergessen.

Eine wichtige Basis ist dabei die Einstellung, sein Leben nicht von der Krankheit diktieren zu lassen. Stellen Sie die Psychose nicht zu sehr in den Mittelpunkt, sondern versuchen Sie, Ihr Leben so gut es geht, mit der Erkrankung zu vereinbaren. Je mehr Sie Ihre Krankheit akzeptieren und sich mir ihr arrangieren, desto positiver wirkt sich diese Einstellung auf die Krankheitsbewältigung und die Lebensqualität aus.

Achten Sie darauf, dass Sie trotz der mitunter großen Belastung dieser Krankheit Ihre Lebensziele nicht aus dem Auge verlieren. Wenn Sie schon seit vielen Jahren von einer spannenden Australienreise träumen, so halten Sie auch daran fest. **Denn Ziele vor Augen zu haben, kann ungeahnte Kräfte freisetzen und den Gesundungsprozess enorm positiv beeinflussen.**

Ursachen von Psychosen

Die Ursachen für Psychosen sind so unterschiedlich wie die Form, in der sich eine Psychose zeigt. Und je nachdem, welche Ursache für die Psychose zugrunde liegt, hat dies Einfluss auf die Form der Psychose.

Als die häufigsten Faktoren, die eine Psychose auslösen, zählen verschiedene Erkrankungen, Drogenmissbrauch, Arzneimittelnebenwirkungen, genetische Veranlagung, starker Stress und Traumata.

Organische Psychosen

Organische Psychosen lassen sich eindeutig auf die Schädigung bestimmter Organe zurückführen. Als Ursachen kommen hier einerseits Verletzungen und Erkrankungen des Gehirns in Frage. Dazu zählen Entzündungen, Vergiftungen, Tumore und Schlaganfälle.

Dagegen ist die Ursachenbestimmung im Falle der nicht-organisch bedingten Psychosen oft sehr schwer oder auch gar nicht möglich. In vielen Fälle findet man nur den Verweis, die Psychose sei nicht organisch, also nicht körperlich bedingt; eine genauere Ursache wird nicht angegeben. Die meisten Menschen, Angehörige wie Betroffene, wünschen sich jedoch eine Erklärung und fragen sich, woher die Krankheit wohl kommen mag.

Prinzipiell ist die Ursache für nicht organisch bedingte Psychosen nicht bekannt. Es liegen jedoch Einzeluntersuchungen vor, die gewisse Rückschlüsse und Aussagen erlauben.

Die Tatsache, dass familiäre Häufungen zu erkennen sind, also dass es eine über 50 %-ige Chance gibt, eine Psychose zu entwickeln, wenn beide Elternteile daran erkrankt sind, spricht durchaus für ein Vorhandensein genetischer Faktoren. Allerdings konnte bislang noch nicht geklärt werden, ob nicht auch Auslöser für eine Psychose im Verhalten erkrankter Eltern vorliegen könnten. Ungeklärt bleibt zum gegenwärtigen Zeitpunkt auch, ob mögliche Ursachen einer Psychoseerkrankung in der frühkindlichen Entwicklung und ihren Störungen zu suchen sind.

Auch schwere Depressionen sowie bipolare Störungen, die früher als manische Depression bezeichnet wurden, können Psychosen auslösen. Darüber hinaus gibt es auch Patienten, bei denen die Psychose in Zusammenhang mit großer Angst und extremem Stress auftritt.

Belegt werden konnte dagegen schlüssig ein Einfluss des Schwangerschaftsverlaufes auf die spätere Ausbildung einer Psychose. Hier ist besonders der

Verlauf des ersten Drittels der Schwangerschaft von Bedeutung. Es konnte gezeigt werden, dass starker besonders emotionaler Stress, wie er beispielsweise beim Tod eines nahen Angehörigen auftritt, die Gefahr für das Ungeborene, später an einer Psychose, besonders in der schizophrenen Ausbildungsform zu erkranken, deutlich erhöht. Hingegen scheint Stress in den beiden späteren Dritteln der Schwangerschaft keinen Einfluss auf die Ausbildung einer Psychose zu haben.

Die Wissenschaft arbeitet heute zudem mit dem so genannten Vulnerabilitäts-Stress-Modell. Dieses Modell basiert auf der Annahme, dass bei vorliegender genetischer oder vorgeburtlicher bedingter Anfälligkeit für eine Psychose Stress als Auslöser eine entscheidende Rolle spielt.

Außerdem konnte auch belegt werden, dass Botenstoffe im Gehirn (Neurotransmitter), bei der Entstehung einer Psychose von entscheidender Bedeutung sind. Auch hier spielt Stress als Faktor eine Rolle, jedoch definiert man Stress in diesem Zusammenhang nicht allein als rein psychische Überlastung, sondern auch als körperlich bedingte Reizüberflutung, die sich in einer erhöhten Produktion von Botenstoffen im Gehirn niederschlägt. Dieser Botenstoff führt dann zur Ausprägung der typischen Symptomatik.

Die Wissenschaft ist sich also bei der Beantwortung der Frage nach der Entstehung von Psychosen nicht 100 %-ig sicher, aber alles weist darauf hin, dass es für die Entstehung einer Psychose nicht nur eine einzelne Ursache gibt. Vielmehr scheint es ein Zusammenspiel verschiedener Faktoren zu geben. Weder das Erbgut allein oder Störungen des Stoffwechsels oder psychische Faktoren können allein eine Psychose auslösen. Kommen jedoch viele dieser Faktoren zusammen, kann dies zum Ausbruch einer Psychose führen.

Einen weiteren völlig unterschätzten und wenig bekannten Einflussfaktor stellen Schadstoffe dar. Lesen Sie hierzu das Kapitel ‚Umweltschadstoffe als eine Ursache von Psychosen'.

Ursachen im Überblick:

- Alkohol

- Alzheimer

- Chemisches Ungleichgewicht im Gehirn

- Demenz

- Drogen

- Genetische Disposition

- Epilepsie

- Hirntumor

- Hirnzysten

- Infektionen wie z. B. Gehirnhautentzündung

- Kopfverletzungen

- Parkinson

- Schlaganfall

- Störungen des Nervenstoffwechsels

- Stress

- Medikamentennebenwirkungen

- Vitamin B12-Mangel

- Vitamin D-Überdosierung

Folgende Medikamente können Psychosen auslösen:

- Beruhigungsmittel wie Benzodiazepine

- Anti-Depressiva

- Anti-epileptische Medikamente

- bestimmte Präparate, die zur Behandlung von Parkinson eingesetzt werden

Erkrankungen, die eine Psychose auslösen können:

- Alzheimer

- Borreliose

- Gehirntumor

- HIV und AIDS-Virus

- Lupus

- Malaria-Infektion

- Multiple Sklerose

- Parkinson

- Unterzuckerung (Hypoglykämie)

Ursachen der Schizophrenie

Über die Ursachen der Schizophrenie gehen die Meinungen noch weit auseinander. Einige Wissenschaftler gehen davon aus, dass die Erkrankungsentstehung durch genetische Veranlagungen begünstigt wird. So weiß man, dass die Erkrankungswahrscheinlichkeit bei Verwandten ersten Grades bis zu 14 % höher liegt, wenn ein Familienangehöriger an Schizophrenie erkrankt ist. Bei Zwillingen erhöht sich das Erkrankungsrisiko deutlich. Während das Risiko bei zweieiigen Zwillingen vergleichbar ist mit dem Risiko von Verwandten ersten Grades, soll das Risiko bei eineiigen Zwillingen sogar bis zu 75 % betragen.

Zwar zeigen diese Zahlen, dass die genetische Disposition einen Einfluss auf die Erkrankung hat, aber darüber hinaus müssen weitere Faktoren existieren, die die Schizophrenie auslösen können.

So spielen auch belastende Schicksale wie der Tod von Angehörigen, schwere Erkrankungen oder Arbeitsplatzverlust eine wichtige Rolle.

Noch immer besteht große Unklarheit darüber, inwieweit biochemische Vorgänge und Stoffwechselstörungen zur Schizophrenie führen können. Die Tatsache, dass es zu einer gehäuften Erkrankungsrate während und nach der

Schwangerschaft, Pubertät und in den Wechseljahren kommt, spricht jedenfalls sehr dafür, dass bestimmte Veränderungen im Stoffwechsel für die Schizophrenie verantwortlich sein könnten.

Dass es zu biochemischen Veränderungen bei einer schizophrenen Psychose kommt, zeigt sich auch bei der Untersuchung der Gehirnbotenstoffe (Neurotransmitter). Man weiß mittlerweile, dass es bereits im Vorfeld der Erkrankung zu Störungen des Nervenstoffwechsels kommt, und ein Ungleichgewicht der Gehirnbotenstoffe vorliegt. Aus diesem Grund wird die Schizophrenie auch als ‚Stoffwechselstörung des Gehirns' bezeichnet.

Einen weiteren völlig unterschätzten Einflussfaktor stellen Schadstoffe dar. Lesen Sie hierzu das folgende Kapitel ‚Umweltschadstoffe als eine Ursache von Psychosen'.

Umweltschadstoffe als eine Ursache von Psychosen

Umweltschadstoffe spielen bei vielen Erkrankungen eine wesentlich größere Rolle als vielfach bekannt ist. Insbesondere bei psychischen Krankheiten werden bei vielen Patienten Schadstoffbelastungen festgestellt.

Umweltmediziner sind sich schon lange darin einig, dass viele unserer heutigen Zivilisationserkrankungen in Verbindungen mit Schadstoffbelastungen stehen. Und dabei ist egal, wie die Krankheit heißt: Ob Schizophrenie, Neurose, Psychose, Morbus Crohn, Colitis ulcerosa, Schilddrüsenerkrankungen, Migräne, Rheuma, Multiple Sklerose, Chronische Müdigkeit, Nahrungsmittelunverträglichkeiten, Neurodermitis, Depressionen, Fibromyalgie, chronische Candida-Infektion, Schuppenflechte oder Krebs. In vielen Fällen sind die daran erkrankten Personen mit Schadstoffen belastet, ohne es zu wissen. Denn die Schulmedizin sieht diese Zusammenhänge nicht.

Umweltgifte können den gesamten Organismus und die Biochemie des Gehirns beeinträchtigen, sodass Störungen unterschiedlicher Art auftreten. So kann man unter umweltmedizinischen Gesichtspunkten auch bei vielen psychotisch erkrankten Menschen davon ausgehen, dass Schwermetalle wie Quecksilber, Palladium, Cadmium, Nickel und Blei zu einer Entstehung beitragen oder diese Krankheit sogar auslösen können. Aber auch weitere Umweltgifte wie Holzschutzmittel, Chlor, pharmazeutische Medikamente, Schimmelpilze, Pestizide, Autoabgase, Brom, Fluorid, Bisphenol A (BPA) und polychlorierte Biphenyle können die Erkrankung vorantreiben.
Umweltgifte siedeln sich in diversen Organen wie beispielsweise dem Gehirn, dem Darm, der Schilddrüse, Bauchspeicheldrüse, den Knochen und Nerven-

zellen an. Sie können den gesamten Stoffwechsel so stark beeinträchtigen, dass verschiedene Prozesse nicht mehr reibungslos vonstatten gehen.

So wird auch bei vielen psychisch erkrankten Personen immer wieder ein Zusammenhang mit Schwermetallen oder anderen Schadstoffen beobachtet. Somit sollte bei der Diagnostik auch ein Blick auf eine möglicherweise vorhandene Schadstoffbelastung geworfen werden. Wird dieser Verdacht bestätigt, so ist für eine erfolgreiche Behandlung der Psychose auch eine Schwermetallausleitung erforderlich.

Der Vollständigkeit halber möchte ich an dieser Stelle auch darauf hinweisen, dass diese Vergiftung eine Ursache sein kann, aber nicht sein muss. Denn natürlich entstehen psychische Erkrankungen auch aufgrund ganz anderer Ursachen. Aber genau dies gilt es abzuklären, und eine Abklärung einer Schadstoffbelastung gehört heutzutage eben nicht zum Standarduntersuchungsprogramm. Und viele Mediziner kennen die wenigen zuverlässigen Diagnoseverfahren überhaupt nicht, die eine seriöse Aussage über eine Schadstoffbelastung zulassen.

Während das Thema der Schadstoffbelastungen in der herkömmlichen Medizin am liebsten gar nicht stattfindet, ignoriert oder belächelt wird, gibt es für Umweltmediziner und naturheilkundlich orientierte Therapeuten gar keinen Zweifel mehr an dem Einfluss von Schadstoffen auf die Gesundheit. Viele Studien und Erfahrungsberichte existieren hierüber – sie sind in der Öffentlichkeit leider oftmals nicht bekannt. Und in vielen Fällen kommt es erst dann zu deutlichen gesundheitlichen Verbesserungen, wenn die Erkenntnisse von Vergiftung und Entgiftung in die ganzheitlichen Therapiekonzepte einfließen.

Für die Betroffenen stellt die Beseitigung der Schadstoffe oft einen Befreiungsschlag mit einer unvorstellbaren Verbesserung der gesamten Lebensqualität dar. Denn häufig treten bei einer chronischen Schwermetallvergiftung noch diverse weitere Symptome auf, die sich durch die Entgiftung deutlich verbessern. Leider ist der Weg bis dahin meistens sehr lang und nicht in wenigen Monaten erledigt.

Dass wir mittlerweile von unendlich vielen Schadstoffen umgeben sind, ist kein Geheimnis mehr. Aber dennoch ist vielen Menschen das gewaltige Ausmaß dieser Belastungen mit schädlichen Stoffen nicht bewusst. Oder man verdrängt es nach dem Motto ‚dann kann ich ja gar nichts mehr essen und nichts mehr unternehmen'. Ganz so schlimm ist es natürlich nicht, man muss nur wissen, wo die Gefahrenquellen lauern.

Und diese fangen schon im eigenen Körper durch Zahnmetalle wie Amalgamfüllungen und metallhaltige Kronen und Brücken an. In den eigenen vier Wänden geht es munter weiter: Und zwar mit Holzschutzmitteln, Lösungs-

mitteln in Wandfarben, Formaldehyd in Möbeln, diversen Schadstoffen einschließlich Medikamentenrückständen im Trinkwasser, Aluminium aus Deos,
Weichmachern in Plastiktrinkflaschen, Lösungsmitteln in Kinderspielzeug,
chemischen Zusatzstoffen in Lebensmitteln und Kosmetikartikeln und so
weiter. Dabei ist der menschliche Organismus genetisch gar nicht darauf eingestellt, diese ganzen Schadstoffen von allein wieder auszuscheiden.

Immer wieder wird auch von Drogenkonsumenten berichtet, die sich durch die
Verwendung dubioser Substanzen eine Schwermetallbelastung einhandeln.
Insbesondere von Billigware wird immer wieder behauptet, dass diese mit
unbekannten schadstoffhaltigen Inhaltsstoffen sozusagen gestreckt werden,
um die Drogen preisgünstiger anbieten zu können. Dass sich hinter diesen
unbekannten Substanzen oft schadstoffbelastete Bestandteile verbergen,
erfährt man dann irgendwann später, wenn sich eine chronische Schadstoff-
vergiftung entwickelt hat und der Umweltmediziner unerklärlich hohe Mengen
an Blei, Quecksilber und Cadmium im Körper feststellt.

Amalgam und Psychosen

Bei vielen Betroffenen spielt das Quecksilber aus Amalgamfüllungen eine
zentrale Rolle. Dieser Zusammenhang ist kein neuer, aber trotzdem ein nur
wenig bekannter.

Das Thema ‚Amalgam' wird seit vielen Jahren sehr kontrovers diskutiert. Dabei
gelingt es den Amalgambefürwortern leider immer wieder, der Bevölkerung
die angebliche Ungefährlichkeit dieses hochtoxischen Zahnmaterials vorzu-
gaukeln. Auch die Vereinigung amerikanischer Zahnärzte schlägt argumentativ
eifrig in diese Kerbe, indem sie offiziell die Meinung vertritt, Amalgam wäre
unschädlich. Bedenklich ist allerdings, dass genau diese Zahnärzte durchaus
anerkennen, dass das im Amalgam enthaltene Quecksilber außerhalb des
Mundes schädlich ist. Wo ist da der Unterschied?

Geht es nach der Schulmedizin, so ist Amalgam ein harmloser Zahnfüllstoff,
der bedenkenlos und in unbegrenzter Höhe in die Zähne bei Millionen von
Menschen eingesetzt werden kann. Doch geht es immer noch nach der
Schulmedizin, so darf schwangeren Frauen kein Amalgam eingesetzt werden,
und das bei Patienten heraus gebohrte Amalgam müssen von Zahnarztpraxen
als Sondermüll deklariert werden. Komisch, dass man diesen Sondermüll aber
angeblich so gefahrlos zeitlebens mit sich herumtragen kann. Ach ja, er ist ja
auch ganz harmlos.

Amalgam ist ein Zahnersatzstoff, der es in sich hat. Auch wenn die allermeisten Zahnärzte immer noch gebetsmühlenartig behaupten, wie harmlos Amalgam doch sei, entspricht dies einer Farce für jeden Menschen, der selbst eine chronische Amalgamvergiftung erlebt und überlebt hat.

Denn Amalgam besteht zu über 50 % aus dem hochgiftigen Quecksilber und vergiftet auf Dauer jeden menschlichen Organismus in einem schleichenden Prozess. Hinzu kommt, dass das Amalgam weitere schädliche Substanzen enthält wie Blei, Zinn, Silber, Kupfer und Zink.

Auch Brücken und Inlays enthalten häufig Anteile dieser krankmachenden Inhaltsstoffe. Insbesondere das Palladium (auch als Spargold bezeichnet) ist ein gefürchteter Bestandteil von Zahnersatz, da es als noch toxischer gilt als das Quecksilber und außerdem auch noch schwieriger auszuleiten ist.

Dass diese Schwermetalle unzweifelhaft an psychischen Erkrankungen beteiligt sein können, steht für Umweltmediziner und Toxikologen außer Frage. Für sie steht fest, dass das ins Gehirn gelangte Quecksilber zu erheblichen gesundheitlichen Problemen führen kann.

So spricht die Tatsache, dass Patienten, die von unterschiedlichsten Formen von psychischen Erkrankungen betroffen sind, von deutlichen Verbesserungen ihrer gesundheitlichen Probleme berichten, sobald die Schwermetalle entfernt wurden, untermauert den offensichtlichen Zusammenhang zwischen einer Schwermetallbelastung und psychischen Erkrankungen.

Und wenn Sie es immer noch nicht glauben, so sollten Sie das Buch ‚Amalgam frisst meine Seele' von Sigi Nesterenko lesen. Sie hat eine chronische Schwermetallvergiftung nur haarscharf überlebt. Interessanterweise kehrten ihre schweren Depressionen nach Entfernung der Amalgamfüllungen und entsprechender Ausleitungstherapien nie wieder zurück. Brauchen Sie noch mehr Beweis für die Giftigkeit von Schwermetallen?

Allein das Quecksilber gilt als so gefährlich, dass es zu den giftigsten Substanzen zählt, die unser Planet überhaupt zur Verfügung hat. Bereits minimale Mengen von 0,2 bis 1 g Quecksilber im Blut sind tödlich. Da muss die Frage möglich sein, wie es erlaubt sein kann, dass Amalgamträger – finanziert durch die Krankenkassen - häufig ein Vielfaches dieser Menge in ihrem Mund herumtragen dürfen.

Bereits nach nur 12 Stunden nach dem Einsetzen der Amalgamfüllungen ist das Quecksilber in allen Körperorganen angelangt. Und auch vor dem Gehirn macht es nicht Halt, weil es in der Lage ist, die Blut-Hirn-Schranke zu durchdringen. Doch damit nicht genug, denn durch ständigen Abrieb, bedingt durch Kaugummikauen, heiße Speisen und Getränke sowie Zähneknirschen wird der

Körper Tag für Tag mit weiteren Quecksilbermengen versorgt. Der Körper wird somit ständig weiter vergiftet, indem das Gift über den Verdauungstrakt in den Organismus befördert wird. Irgendwann läuft das Fass aufgrund dieser systemischen Vergiftung quasi über mit der Folge, dass chronische Erkrankungen entstehen, aber deren Ursachen häufig niemals aufgedeckt werden.

Das Fatale ist, dass das im Körper geparkte Quecksilber ohne Hilfe von außen den Körper kaum noch verlassen kann. Die Halbwertzeit des Quecksilbers ist so erschreckend hoch, dass man davon ausgeht, dass es den Körper zu Lebzeiten ohne Hilfe von außen nicht mehr verlassen wird.

Auch wer selbst keine Amalgamfüllungen im Mund trägt, ist vor einer Quecksilberbelastung nicht sicher.

Denn mittlerweile sind bekanntermaßen viele Nahrungsmittel und insbesondere Fischbestände ebenfalls quecksilberbelastet, sodass man auch seine Ernährungsgewohnheiten überdenken sollte.

Sie meinen, Sie sind trotzdem noch auf der sicheren Seite und haben keine Quecksilberbelastung? Oder Sie wundern sich, dass Sie Quecksilber im Körper haben, und können sich nicht erklären, woher dieses kommen soll? Nun, vielleicht haben Sie es bereits von Ihrer Mutter ‚geerbt'. Denn leider ist Quecksilber plazentagängig, sodass bei einer amalgamtragenden Mutter das Quecksilber auf das ungeborene Kind übergehen kann.

Entgiftung

Wenn Sie sich intensiver mit dem Thema ‚Entgiftung von Schwermetallen' auseinander setzen möchten, lesen Sie das Buch ‚Entgiften von A bis Z', von Sigi Nesterenko. Erfahren Sie hier, wo Giftstoffe lauern und wie diese Ihre Gesundheit beeinflussen. Sie erhalten praktische Lösungsmöglichkeiten, wie Sie sich erfolgreich von belastenden Schadstoffen befreien können. Und sollten Sie noch nicht wissen, ob in Ihrem Körper Schadstoffe die Ursache für Ihre Erkrankung sind, so erfahren Sie in diesem Buch auch, wie Sie die Schadstoffbelastung feststellen können.

Dabei werden viele Methoden vorgestellt, die man Zuhause selbst durchführen kann, aber auch die wichtigsten Entgiftungstherapien, die bei einer schweren chronischen Vergiftung nur von erfahrenen Therapeuten durchgeführt werden dürfen. Denn eine umfangreiche Amalgamentfernung in Kombination mit einer ganzheitlichen Entgiftung ist ein komplizierter Vorgang, der in professionelle Hände gehört.

Schon mancher Patient ist erst durch eine unprofessionelle Entfernung richtig schwer erkrankt. Denn durch das Entfernen werden Quecksilberdämpfe freigesetzt, die zu einer weiteren Belastung des Körpers führen.

Dieses äußerst informative Buch von Sigi Nesterenko wird Ihnen in vielerlei Hinsicht die Augen öffnen und Ihnen eine große Chance auf mehr Gesundheit bieten.

Und möglicherweise werden Sie dann für sich ganz wichtige Zusammenhänge Ihrer Psychose sehen, die Ihnen die meisten Ärzte nicht vermitteln.

Störungen des Neurotransmitterhaushaltes als Ursache

Die Entstehung von Psychosen wird vielfach auf eine Störung des Stoffwechsels der Neurotransmitter zurückgeführt. Zu diesen gehören das Dopamin, Serotonin und Glutamat.

Besonders der Dopaminhaushalt scheint bei einer Psychose durcheinander geraten zu sein, sodass das Dopamin bei der Entstehung von Psychosen eine entscheidende Rolle spielen soll. So gibt es unter anderem eindeutige Hinweise darauf, dass insbesondere bei einer schizophrenen Psychose eine Fehlsteuerung des Dopaminstoffwechsels vorliegt.

Dopamin ist ein sogenannter Neurotransmitter. Hierbei handelt es sich um eine Substanz im Gehirn, die benötigt wird, Informationen von einer Gehirnzelle zur anderen übermitteln zu können.

Dopamin steht in Verbindung mit Gefühlen wie Lust und Belohnung. Wenn man sich beispielsweise sehr freut, steigt der Dopaminpegel im Gehirn an.

Bei Patienten mit einer Psychose geht man davon aus, dass der Dopaminspiegel im Gehirn zu stark angestiegen ist. Durch das Zuviel an Dopamin werden bestimmte Pfade im Gehirn unterbrochen. Störungen machen sich durch eingeschränkte Funktionen des Gedächtnisses, Selbstbewusstseins, Sozialverhaltens und der Emotionen bemerkbar. Symptome der Psychose sollen letztendlich durch diese Dopaminstörungen ausgelöst werden.
Den Beweis für diesen Zusammenhang sehen Mediziner in der Tatsache, dass Medikamente, die das Dopamin verringern, indem sie bestimmte Dopaminrezeptoren blockieren, zu Verbesserungen der sogenannten Positivsymptome führen. Auch die Tatsache, dass Drogen zu einem erhöhten Dopaminspiegel führen, und durch Drogen wie Kokain, Amphetamine und Cannabis Psychosen

entstehen können, spricht dafür, dass der Schlüssel der Psychose im Dopamin-haushalt liegt.

Warum sich bislang allerdings die Negativsymptome durch die Neuroleptika nicht positiv beeinflussen lassen, gilt derzeit noch als ungeklärt.

Behandlung

Eine Psychose kann in den meisten Fällen gut behandelt werden, insbesondere, wenn sie frühzeitig erkannt wird. Allgemein kann zunächst gesagt werden, dass die Behandlung von Psychosen in die Hand spezialisierter Ärzte gehört. Je nach Schweregrad und Ausprägung der Symptome ist eine ambulante oder stationäre Behandlung angezeigt. In schwerwiegenden Fällen ist immer ein Klinikaufenthalt erforderlich, damit die Sicherheit des Patienten gewährleistet werden kann.

Je frühzeitiger eine Psychose behandelt wird, desto größer sind die Erfolgs-aussichten.

Normalerweise besteht die Behandlung aus der Verabreichung von Neuro-leptika. In der Regel sind diese antipsychotischen Medikamente unerlässlich. Sie führen zu einer Linderung der Symptome und sollen dafür sorgen, dass weitere psychotische Phasen auftreten.

Aufgrund des üblicherweise phasenweisen Krankheitsverlaufes muss ein psychotisch erkrankter Patient über viele Jahre hinweg betreut werden. Ob auch über so einen langen Zeitraum eine medikamentöse Behandlung erforderlich ist, muss immer individuell abgewogen werden. In einigen Fällen ist es erforderlich, dass die Medikamente lebenslang eingenommen werden müssen, und auch eine psychotherapeutische Unterstützung für den Rest des Lebens wird nötig sein.

Nun treten die Symptome einer Psychose in Abhängigkeit von dem betroffenen Menschen in ganz unterschiedlicher Form auf: Ihre Stärke ist ebenso unterschiedlich wie ihr Verlauf. Mitunter treten sie auf, dauern eine Weile an und verschwinden dann wieder. Oftmals tritt die Erkrankung nur einmalig oder sehr selten auf. Der größte Teil der Betroffenen erlangt nach einer Psychose wieder vollständige Genesung; jedoch ist eine Unterstützung bei der Bearbeitung dieses Erlebnisses von Nutzen.

Wie schnell es zu einer Erholung des Patienten kommt, ist also sehr unter-schiedlich. Bei einigen Betroffenen bilden sich die Symptome durch die

Therapie sehr schnell zurück, sodass diese sehr bald in der Lage sind, wieder ein normales beschwerdefreies Leben zu führen. Bei anderen hingegen kann es mehrere Wochen oder gar Monate dauern, bis es zu einer Rückbildung der Symptome kommt.

Ziel der Behandlung ist es immer, die Symptome zu lindern und eine deutliche Verbesserung der Lebensqualität zu erreichen.

Welche Behandlung letztendlich gewählt wird, ist immer davon abhängig, welche Ursache der Psychose zugrunde liegt. Die kurzfristige Behandlung besteht in der Regel immer aus der Verordnung von Medikamenten. Damit soll verhindert werden, dass der Patient für sich und andere eine Gefahr werden kann.

Organische Psychose

Die Art der Behandlung richtet sich hauptsächlich nach der vorliegenden Diagnose, also danach, ob es sich um eine organische oder eine nicht-organische Psychose handelt.

Die Behandlung erfolgt bei organisch bedingten Psychosen vor allem mit Blick auch auf die Psychose auslösende Grunderkrankung. Behandelt werden also beispielsweise die Epilepsie, die Vergiftung oder der Tumor, jedoch nicht die Psychose als solche.

Hat sich die Psychose aufgrund einer Organschädigung durch Substanzenmissbrauch in Form von Alkohol, Drogen oder Medikamenten entwickelt, müssen diese abgesetzt werden. Geschieht dies nicht, wäre die Psychosebehandlung ein Kampf gegen Windmühlen.

Nicht-organische Psychose

Die Behandlung nicht-organisch ausgelöster Psychosen besteht in der Regel aus einer Kombination verschiedener Maßnahmen. In der Regel haben sich eine Kombination aus medikamentöser Behandlung mit psychotherapeutischer Unterstützung in Form von Gesprächen und dem Üben neuer Verhaltensweisen bewährt und soziotherapeutischen, also lebenspraktischen Maßnahmen, als Erfolg versprechend bewährt. Dabei dient die medikamentöse Behandlung der Reduktion der akuten Symptome und ermöglicht damit die unterstützenden Therapieangebote erst, während die psychotherapeutischen und soziotherapeutischen Maßnahmen eine wichtige Rolle in der Bewältigung der Erkrankung spielen und einen deutlich positiven Einfluss auf den Krankheitsverlauf zeigen.

Neuroleptika

Neuroleptika werden auch als Antipsychotika bezeichnet, und bilden bei der Behandlung von Psychosen in der Regel die Grundlage.

Mit ihnen ist es meistens möglich, die Halluzinationen und Wahnvorstellungen zu reduzieren. Auch das Denkvermögen und die Verhaltensauffälligkeiten, sowie Wahnvorstellungen verbessern sich bei vielen Patienten durch diese Medikamente. Außerdem wird der soziale Rückzug abgemildert, und der Betroffene wird insgesamt entspannter.

Insgesamt verhelfen die Medikamente zu einer deutlich besseren Lebensqualität. Denn durch die Therapie wird auch der Bezug zur Realität wieder hergestellt. Dies bringt oftmals mit sich, dass die Betroffenen ihre Erkrankung erstmals überhaupt bewusst wahrnehmen.

Bei vielen Patienten ermöglichen die Antipsychotika ein Leben mit gar keinen oder nur noch geringen Symptomen, sodass ein ‚normales Leben' häufig wieder möglich wird.

Der Wirkmechanismus der Neuroleptika beruht auf einer Blockierung des Dopamins. Hierdurch wird für ein Gleichgewicht der Botenstoffe und somit für eine Normalisierung der gestörten Informationsübertragung gesorgt. Es kommt dabei zu einer Reduzierung der Reizüberflutung, sodass psychisch erkrankte Menschen wieder in ein seelisches Gleichgewicht bewegt werden.

Die Wirksamkeit der Neuroleptika besteht auch darin, dass sie eine allgemeine Beruhigung des Patienten erreichen, ohne dass es zu deutlichen Beeinträchtigungen des Wachzustandes kommen soll. Durch diese eher dämpfende Wirkung werden Erregungs- und Spannungszustände unterdrückt.

Antipsychotika wirken in der Regel sehr gut in der Reduzierung von Angstzuständen und Aggressionen. Bereits innerhalb weniger Stunden kann es zu deutlichen Verbesserungen kommen. Bei Patienten mit schwerwiegenderen Symptomen wie Halluzinationen und Wahnvorstellungen kann die Verbesserung mehrere Tage oder sogar Wochen auf sich warten lassen. In den meisten Fällen kommt es jedoch innerhalb von 3 Wochen zu einer deutlich erkennbaren Symptomlinderung.

Nicht bei allen Patienten kommt es jedoch durch die Medikamente zu einer wirklich zufriedenstellenden Genesung, aber dennoch bewirken sie auch bei diesen Betroffenen oft sehr wertvolle Veränderungen in der bisherigen Lebensqualität.

Die Verabreichung erfolgt in der Regel in Tablettenform oder als Injektion. Es gibt einige Präparate, die nur wöchentlich im Abstand von bis zu 6 Wochen als Injektion verabreicht werden können. Prinzipiell werden die Antipsychotika vielseitig eingesetzt, nämlich in der ambulanten Akutbehandlung, in Kliniken als auch bei Langzeittherapien.

Abhängig davon, welche Ursache für die Psychose zugrunde liegt, kann es ausreichen, die Antipsychotika so lange einzunehmen, bis sich die Psychose zurückgebildet hat. Wenn allerdings eine Schizophrenie oder eine Bipolare Störung vorliegt, ist eventuell eine langfristige Einnahme dieser Medikamente erforderlich, um weitere Psychoseattacken zu verhindern. Da jeder Stoffwechsel auf die Antipsychotika anders reagiert, und um den Behandlungserfolg zu optimieren, ist es also wichtig, auf die jeweiligen individuellen Gegebenheiten einzugehen und eventuelle Medikamentenunverträglichkeiten zu berücksichtigen. So ist gegebenenfalls eine Dosisanpassung erforderlich oder ein Wechsel auf ein anderes gleichwertiges Präparat.

Die jeweils individuell wirksame Menge ist von verschiedenen Faktoren wie unter anderem der Dosierung, der Form des Präparates, des Einnahmezeitpunktes und des Krankheitsstadiums abhängig. Auch wenn außer den Antipsychotika noch weitere Medikamente erforderlich sind, kann dies zu einer Beeinflussung der Wirksamkeit führen.

Bei einem schwer einschätzbaren Beschwerdebild ist meistens eine höhere Dosierung notwendig als bei einer offensichtlichen Symptomatik. Um ein passendes Präparat mit der verträglichen Dosierung herauszufinden, kann in einigen Fällen mehr Geduld notwendig sein als bei anderen Patienten. Manchmal ist es notwendig, mehrere verschiedene Präparate nacheinander auszuprobieren, bis schließlich das individuell verträglichste Medikament herausgefunden wird.

Je mehr der Patient aktiv mitarbeitet und dem Arzt jegliche Veränderungen mitteilt, umso mehr trägt er dazu bei, ein optimales Präparat zu finden. Und auch je mehr Erfahrung der behandelnde Arzt mit entsprechenden Medikamenten hat, desto eher kann er meistens das individuell passende Präparat festlegen. Ohnehin ist die Behandlung mit Antipsychotika Ärzten vorbehalten, die in der medikamentösen Psychosetherapie ausgebildet sind.
Bei der Wahl der Präparate kann der Arzt wählen zwischen einer täglichen Tabletteneinnahme und einer Depotbehandlung. Die Depotbehandlung erfolgt meistens in Form von Spritzen, die über einen Zeitraum von mehreren Wochen wirken. Dies geschieht durch eine kontinuierliche gleichmäßige Abgabe des Wirkstoffes ins Blut. Diese Darreichungsform eignet sich besonders für Patienten, bei denen die regelmäßige Tabletteneinnahme nicht gewährleistet ist. Da die Dosierung der Spritzen nicht kurzfristig angepasst werden kann, wenn es plötzlich zu unerwünschten Nebenwirkungen kommt, wird die Depotbehandlung nur in wirklich begründeten Fällen angewandt. Da

es Tabletten in unterschiedlichen Dosierungen gibt, und die Stärke ganz kurzfristig an die Situation des Patienten angepasst werden kann, ist die Verabreichung von Tabletten die gängigste Behandlungsform.

In der Praxis wird leider vielfach nicht berücksichtigt, dass Patienten, bei denen genetisch bedingt das Entgiftungsenzym P450 nicht ausreichend funktioniert, verschiedene Antipsychotika nicht vertragen. Wenn diese Tatsache bereits zu Beginn der Medikamententherapie beachtet würde, kämen manche Therapeuten schneller zum Ziel. Denn aufgrund der mit der P450 einhergehenden Entgiftungsstörung können bestimmte Medikament in der Leber dieser betreffenden Patienten nicht abgebaut werden.

Patienten, die Antipsychotika einnehmen und unter Krankheiten wie Epilepsie oder Herz-Kreislauferkrankungen leiden, sollten von ihrem behandelnden Arzt engmaschig überwacht werden. Sobald sich auffallende Symptome zeigen, muss sofort ein Arzt kontaktiert werden, um zu überprüfen, ob eine weitere Einnahme von Neuroleptika überhaupt möglich ist.

Um einen erneuten Rückfall zu verhindern, ist es wichtig, dass die Einnahme regelmäßig erfolgt. Von einer eigenmächtigen Verringerung der Dosierung oder gar dem kompletten Absetzen kann nur gewarnt werden. Rückfälle sind dann häufig regelrecht vorprogrammiert. Wird ein Medikament gut vertragen, so ist es bei einer Psychose nicht ratsam, dieses zu wechseln.

Zwar besteht die Basistherapie der Psychose immer aus der Verordnung von Antipsychotika, aber um einen noch besseren Therapieerfolg zu erreichen, sind weitere Maßnahmen meistens unverzichtbar. Hierzu gehören neben der Psychotherapie auch die Psychoedukation und die Soziotherapie.

Man unterscheidet zwei Varianten von Antipsychotika:

1. Typische Antipsychotika

Hierbei handelt es sich um Antipsychotika der ersten (alten) Generation, die seit den 1950-er Jahren eingesetzt werden. Während sie sehr gut wirken bei Halluzinationen, Wahnvorstellungen, Denkstörungen und Ich-Störungen, verbessern sie nur sehr gering die Sprachprobleme, Kontaktunfähigkeit, Leistungsminderung und reduzierte Gefühle. Da sie zu gravierenden Nebenwirkungen führen können wie insbesondere Bewegungsstörungen, vermeiden viele Patienten diese Antipsychotika der ersten Generation.

2. Atypische Antipsychotika

Die Antipsychotika der neueren Generation wurden in den 1990-er Jahren entwickelt und werden heutzutage häufiger verordnet als die Präparate der ersten Generation. Sie sind in der Lage, nicht nur die Symptome wie Halluzinationen, Wahnvorstellungen, Denkstörungen und Ich-Störungen zu lindern, sondern auch die sogenannten Negativsymptome wie Energiemangel, Kontaktunfähigkeit und Gefühlseinschränkungen abzuschwächen oder sogar zu beseitigen.

Die Nebenwirkungen der atypischen Antipsychotika sind deutlich geringer als bei den Mitteln der alten Generation. Dies führt dazu, dass die Patienten diese Präparate deutlich regelmäßiger einnehmen und das eigenmächtige Absetzen seltener auftritt. Erfahrungen zeigen, dass diese Medikamenten zu einer deutlichen Verbesserung der Lebensqualität führen und häufig eine Wiedereingliederung in die Gesellschaft vollständig ermöglichen. Auch die Tatsache, dass seltenere Rückfälle auftreten, spricht für diese Präparate.

Trotz der vielen Vorteile dieser Antipsychotika der neuen Generation sind die Präparate nicht für jeden Betroffenen gleich gut verträglich. So kann es in Einzelfällen dennoch erforderlich sein, auf die Präparate der alten Generation zurückzugreifen.

Insbesondere bei älteren Patienten kann die Einnahme von atypischen Neuroleptika zu gravierenden Nebenwirkungen führen. Hier ist die Gefahr bekannt, dass die Einnahme das Schlaganfallrisiko deutlich erhöht.

Um letztendlich das richtige Präparat mit der individuell passenden Dosierung herauszufinden, ist es daher hilfreich, wenn der behandelnde Arzt über viel Erfahrung in der Verabreichung von entsprechenden Medikamenten verfügt.

Sonstige Medikamente

Da es im Zusammenhang mit der Psychose häufig auch zu Depressionen oder Angststörungen kommt, sind in diesen Fällen zusätzlich zu den Antipsychotika weitere Medikamente in Form von Antidepressiva und Benzodiazepine erforderlich. Letztere bergen ein hohes Suchtpotential, sodass deren Einnahme auf eine kurze Zeit beschränkt sein sollte. Einige Therapeuten ziehen es vor, derartige Medikamente nur während einer stationären Behandlung zu verabreichen.

Klinikaufenthalt

Durch ein immer größeres Behandlungsspektrum mit verschiedensten Medikamenten und psychotherapeutischen Maßnahmen kann ein Klinikaufenthalt im Vergleich zu früher mittlerweile in sehr vielen Fällen vermieden werden.

Dennoch gibt es Situationen, in denen ein Aufenthalt in einer psychiatrischen Klinik unbedingt notwendig erscheint. Dies gilt besonders dann, wenn der Betroffene für sich oder seine Mitmenschen zu einer Gefahr wird.

Ob es letztendlich zu einer Klinikeinweisung kommt, hängt vielfach davon ab, ob der Patient sich selbst oder andere Menschen durch seine Krankheit gefährdet.

Psychoedukation

Die Psychoedukation beinhaltet die Wissensvermittlung über die Krankheit.

Psychotherapie

Je nach Ursache der Psychose kann eine Psychotherapie eine wertvolle Unterstützung darstellen. Hierbei geht es um das Erkennen und Verändern des eigenen Verhaltens, das in der Vergangenheit möglicherweise für die Entstehung der Psychose mitverantwortlich war. Auch die Aufarbeitung der eigenen Lebensgeschichte kann wesentliche Aufschlüsse geben und den Therapieverlauf positiv beeinflussen.

Durch die Halluzinationen, Wahnvorstellungen und Gedächtnisstörungen kommt es zu einer Störung von wichtigen psychischen Funktionen und einem gravierenden Realitätsverlust.

Eine psychologische Behandlung wird häufig in Kombination mit der Verabreichung von Neuroleptika vorgenommen. Sie soll zusätzlich zu den Medikamenten dazu verhelfen, die Symptome der Psychose zu lindern.

Wie wichtig eine individuell angepasste Psychotherapie ist, zeigt die Tatsache, dass eine falsch angewandte Therapie zu einer Instabilität oder gar einem Rückfall führen kann.
So ist eine Psychotherapie in ganz akuten Schubphasen gar nicht angezeigt. In diesem Krankheitsstadium fehlt auch meistens die Einsicht des Patienten, dass er eine derartige Therapie überhaupt benötigen würde.

Kognitive Verhaltenstherapie

Dieses Behandlungsverfahren geht von der Annahme aus, dass Probleme auf der Basis des eigenen Verhaltens entstehen. Die damit einhergehenden unerwünschten Denkmuster und Verhaltensreaktionen werden über einen langen Zeitraum hinweg erlernt.

Bei der kognitiven Verhaltenstherapie geht es darum, die Ursachen für die Verhaltensreaktionen herauszufinden und das gestörte Denkmuster durch realistischere Gedanken auszutauschen.

Neuere Erkenntnisse gehen davon aus, dass insbesondere in der Frühphase der Erkrankung eine kognitive Verhaltenstherapie die Entwicklung der Psychose positiv beeinflussen kann. Bisherige Erfahrungen zeigen, dass durch diese Therapie der Ausbruch der Erkrankung verhindert oder zumindest verzögert werden kann.

Soziotherapie

Bei der Soziotherapie geht es darum, Patienten bei der Wiedereingliederung in die Gesellschaft therapeutisch zu unterstützen. Wenn noch ein Arbeitsplatz vorhanden ist, gilt es, Hilfestellungen zu geben, die den Erhalt des Jobs ermöglichen. Wenn die Krankheit das Ausüben einer beruflichen Tätigkeit nicht mehr ermöglicht, sorgen soziotherapeutische Maßnahmen dafür, dass anderweitige Beschäftigen aufgenommen werden können oder ein Platz in einer betreuten Wohnanlage ermöglicht wird.

Um die soziale Eingliederung zu erleichtern, kann in psychiatrischen Kliniken an verschiedenen Rehabilitationsmaßnahmen teilgenommen werden. Immer mehr Kliniken sind in den letzten Jahren dazu übergegangen, Tageskliniken einzurichten, in denen die Patienten einen geregelten Tagesablauf erhalten und therapeutisch begleitet werden.

Familientherapie

Je nach Belastung der Familie, die durch die Erkrankung eintritt, sollten auch die Familienmitglieder therapeutische Unterstützung erhalten. Hier geht es darum, der Familie zu helfen, die Krankheit besser zu bewältigen. Denn insbesondere Familienangehörige sind für die psychotisch erkrankten Menschen eine wesentliche Stütze auf dem Weg zur Gesundung. Sie sind es aber auch, die durch die Krankheit extrem gefordert werden und häufig überlastet sind.

Zwar sind die meisten Familienangehörigen sehr behilflich bei der Bewältigung der Erkrankung, aber die enorme psychische Belastung, die sie tragen, kann auch ihre Möglichkeiten erschöpfen und sie somit ebenfalls gesundheitlich gefährden. Da die psychotischen Familienmitglieder jedoch meistens auf die familiäre Unterstützung angewiesen sind, kann eine fatale Situation entstehen. Um dem vorzugreifen, sind eben diese Familientherapien so wichtige Elemente der gesamten Psychosebehandlung.

Bei einer Familientherapie werden über einen mehrmonatigen Zeitraum hinweg regelmäßige gemeinsame Gespräche mit dem Therapeuten und den Familienmitgliedern einschließlich der erkrankten Person stattfinden. Gemeinsam erhalten Sie somit Informationen über die Krankheit, und welche Behandlungskonzepte vorgesehen sind. Auch mögliche Fortschritte, Rückfälle und alltägliche Situationen werden besprochen, um allen Beteiligten nützliche Hilfestellungen zu geben.

Zweck der Familientherapie kann es auch sein, gemeinsam nach Möglichkeiten zu suchen, die dem Betroffenen auf dem Weg seiner Gesundung behilflich sein können. Dabei sollten praxisbezogene Lösungsmöglichkeiten gesucht werden, um die gegenwärtige Situation zu meistern, aber auch, um den Umgang mit künftigen psychotischen Phasen zu erlernen.

Elektroschocktherapie (EKT)

Wenn die Psychose mit einer Depression einhergeht, und die üblicherweise angezeigten Behandlungsverfahren erfolglos bleiben, kann es in Einzelfällen zum Einsatz der Elektroschocktherapie kommen. Hierdurch soll eine Linderung der Depressionen erreicht werden, was sich letztendlich positiv auf die Psychose auswirken soll.

Tiere als Therapie

Wer jemals in einem Tier einen Freund gefunden hat, wird festgestellt haben, dass dieser Freund sein Leben auf wunderbare Weise bereichert hat. Menschen, die ein Tier haben, leben wesentlich zufriedener, ausgeglichener und gesünder. Sie entwickeln sich im sozialen Umfeld wesentlich kommunikativer, aktiver und selbstbewusster. Zwar können Tiere keine zwischenmenschlichen Kontakte ersetzen, aber sehr zum allgemeinen Wohlbefinden beitragen. Und oft kann schon das kleinste Tier zu mehr gesundheitlichen Verbesserungen führen als so manche Tablette.

Zunehmend werden in Therapiekonzepte Tiere einbezogen. Psychologen wissen schon lange, dass beispielsweise Hundebesitzer mit Problemen und

Schicksalsschlägen besser zurechtkommen als Menschen ohne Hund.

Denn sie unterstützen die erkrankte Person in vielerlei Hinsicht, mit der Erkrankung besser umzugehen. Nicht nur, dass sie vor Einsamkeit schützen können und eine unschätzbare emotionale Unterstützung bedeuten. Sie sind viel mehr, denn sie spornen zu Aktivitäten an, zu einem regelmäßigen Tagesablauf, sind ein guter Zuhörer ohne Widerworte, wirken als Seelentröster und geben dem Leben wieder einen Sinn. Denn man muss ja für den Hund morgens aufstehen, man muss für den Hund einkaufen gehen, und man muss sich wegen des Hundes mit anderen Menschen unterhalten. Denn über den Hund kommt man mit anderen Menschen zwangsläufig ins Gespräch, sodass die psychosebedingte Kontaktscheu über diesen Weg hervorragend abgebaut werden kann. Hunde sind somit die besten sozialen Vermittler. Der Hund fordert und fördert.

Allerdings sollte man den Hund niemals als einen Ersatz für menschliche Kontakte sehen.

Da das Halten eines Tieres mit sehr viel Verantwortung verbunden ist, kann so mancher psychotisch erkrankte Mensch überfordert sein. Deswegen sollte sich die Wahl für ein Tier immer danach richten, wie fit man ist und welche Beziehung zum Tier eingegangen werden soll. Wer ungebundener sein möchte, ist mit einer Katze besser beraten, weil diese ein Einzelgänger ist und länger allein gelassen werden kann als ein Hund. Noch ungebundener ist man durch Vögel, Kaninchen, Meerschweinchen und Hamster, denn für sie findet man auch leichter mal ein Urlaubsquartier bei Freunden.

Eine andere Möglichkeit besteht darin, sich ein Haustier mit einem Freund zu teilen, sodass auch die Verantwortung auf mehreren Schultern lastet.

Zunehmend werden in Therapieeinrichtungen Haustiere in die Behandlungskonzepte eingebunden. Sehr viel Erfahrung besteht bereits in der Behandlung von demenzerkrankten Personen, bei denen sich Tiere positiv auf den Gesundheitszustand und das allgemeine Wohlbefinden auswirken.

Nebenwirkungen der Medikamente

Obwohl antipsychotische Medikamente für viele Betroffene einen regelrechten Segen darstellen können, so darf nicht vernachlässigt werden, dass diese Präparate auch zu schwerwiegenden Nebenwirkungen führen können. Neben vielfältigen Symptomen kommt es häufig zu einem Gefühl von ‚Eingemauert' zu sein, bei dem man sich irgendwie außerhalb der eigentlichen Welt fühlt. In den meisten Fällen treten jedoch relativ erträgliche Nebenwirkungen auf, die nicht zu einer Beeinträchtigung des Alltags führen.

Warum einige Patienten die Neuroleptika ohne Probleme vertragen und andere hingegen bereits bei minimalen Dosierungen massive Nebenwirkungen erfahren, ist unbekannt.

Wenn es zu Nebenwirkungen kommt, sind es die Patienten meistens selbst, die diese bemerken. Dennoch sollten auch die Angehörigen jegliche Veränderungen genau beobachten und dem Arzt mitteilen. Um die Verträglichkeit der verordneten Medikamente einschätzen zu können, sollten alle Veränderungen, die im Bereich der Wahrnehmung und der Denk- und Gedächtnisleistung auftreten, dem behandelnden Arzt berichtet werden. Aber auch wenn Besonderheiten der Bewegung und unkontrolliertes Verhalten auffallen, sind dies wichtige Hinweise zur Einschätzung der Medikamentenverträglichkeit.

Müdigkeit

Besonders zu Beginn der Medikamenteneinnahme kommt es zu einer andauernden Müdigkeit und Schläfrigkeit, die auch tagsüber zu spüren ist. Im Laufe der Zeit lässt dieses jedoch meistens nach.

Bewegungsstörungen

Durch einige Antipsychotika kann es zu einer Beeinträchtigung der groben Bewegungsabläufe sowie der Feinmotorik kommen. Dabei kann eine Sitzunruhe auftreten, die den ständigen Willen mit sich bringt, sich immerzu bewegen zu müssen. Während die Müdigkeit mit der Dauer der Therapie meistens nachlässt, kann sich hingegen die Sitzunruhe im Laufe der Zeit weiter steigern. Neben unkontrollierten Bewegungsabläufen kann es zu krampfartigen Muskelanspannungen kommen. Besonders Zungen- und Schlundkrämpfe werden als sehr quälend empfunden.

Häufig ähnelt die Symptomatik dem Beschwerdebild der Parkinsonerkrankung mit Zittern (Tremor) und einer eingeschränkten Mimik, die auch als Maskengesicht (Amimie) bezeichnet wird. In schwerwiegenden Fällen werden derartige Symptome mit Antiparkinsonmedikamenten behandelt.

Gewichtsprobleme

Eine häufig beklagte Nebenwirkung der Antipsychotika ist die unerwünschte Gewichtszunahme., Da es durch die Medikamente zu einem veränderten Essverhalten kommt, kann die Gewichtszunahme in Einzelfällen so gravierende Ausmaße annehmen, dass eine professionelle Ernährungsberatung in die Behandlung einbezogen werden sollte. Möglicherweise kann auf ein anderes Antipsychotikum gewechselt werden, das sich weniger auf das Gewicht auswirkt.

Nicht kontrollierbare Körperfunktionen

Durch die Antipsychotika kann es durch Beeinträchtigungen des vegetativen Nervensystems zu verschiedenen unbewussten Körperfunktionen wie unter anderem einem erhöhten Speichelfluss kommen. Auch Magen- und Darmstörungen, Schwindel, Schwitzen und Blutdruckabsenkungen sind Folgen, die durch die Medikamente auftreten können. Gelegentlich kann es auch zu unkontrolliertem Schneiden von Grimassen kommen.

Einige der Beeinträchtigungen können durch die Verabreichung entsprechender Präparate gelindert werden.

Teilnahme am Straßenverkehr

Da es durch die Antipsychotika zu vielfältigen Nebenwirkungen kommen kann, ist in Einzelfällen eine aktive Teilnahme am Straßenverkehr nicht möglich. Besonders, wenn die Reaktionsgeschwindigkeit und die Orientierung eingeschränkt sind, sollte sich niemand hinter das Lenkrad eines Autos, Motorrades oder Fahrrades setzen. Auch das Führen von schweren Maschinen am Arbeitsplatz kann durch die Medikamente gründlich überdacht werden. Denn ansonsten gefährdet man nicht nur sich, sondern auch andere Menschen, die unnötigerweise in einen möglichen Unfall verwickelt würden. Fragen Sie bei Unsicherheiten immer Ihren behandelnden Arzt.

Die häufigsten Nebenwirkungen im Überblick:

- Antriebslosigkeit

- Appetitzunahme

- Depressionen

- Einschränkung der Sexualität

- Emotionale Verarmung

- Epileptische Anfälle

- Gewichtszunahme

- Hormonstörungen

- Keine Spontanleerung der Blase

- Mundtrockenheit

- Muskelzuckungen

- Schläfrigkeit

- Schmerzhafte Muskelverkrampfungen

- Schwangerschaftsprobleme

- Schwindel

- Schütteln

- Unruhe

- Veränderung der Herzerregungsleitung

- Verlangsamung der Reaktionen

- Verschwommenes Sehen

- Verstopfung

- Zittern

Bevor Sie das Ihnen verordnete Präparat einnehmen, lesen Sie also unbedingt die beigefügte Packungsbeilage, damit Sie von eventuellen Nebenwirkungen nicht völlig überrascht werden. Bei Unsicherheiten kontaktieren Sie Ihren behandelnden Arzt, und besprechen Sie mit ihm Ihre Befürchtungen und Ängste. Teilen Sie auch unbedingt mit, wenn Sie andere Medikamente einnehmen, um mögliche Wechselwirkungen zu verhindern.

Wenn sich die Nebenwirkungen für Sie als problematisch zeigen, teilen Sie dies Ihrem Arzt mit, um gegebenenfalls ein alternatives Präparat zu wählen.

Durch das Absetzen der Neuroleptika kommt es häufig zu einem Abklingen der Symptome.

Setzen Sie die verordneten Medikamente aber niemals in Eigenregie ohne Rücksprache Ihres Arztes ab. Ein plötzliches Absetzen ist äußerst riskant und kann zu einem Wiederauftreten Ihrer Psychosesymptome führen. Aus Studien weiß man, dass Personen, die das Antipsychotikum schlagartig absetzen, früher oder später einen Rückfall erleiden.

Wenn vom Arzt schließlich ein Absetzen der Medikamente vorgesehen wird, so geschieht dies in der Regel im Ausschleichverfahren und unter engmaschiger Beobachtung.

Die durch die Medikamente auftretenden Symptome sollten nicht mit den Beschwerden verwechselt werden, die durch die Psychose selbst bedingt sind.

Zweifelsohne sind die möglichen Nebenwirkungen der Neuroleptika mitunter sehr beeinträchtigend, und man kann verstehen, wenn einige Patienten am liebsten auf die Einnahme verzichten würden. Dennoch sind bisher keine vergleichbaren nebenwirkungsärmeren Medikamente bekannt.

Naturheilkunde

Die Nachfrage nach naturheilkundlichen Behandlungsmöglichkeiten nimmt in Deutschland stetig zu. Besonders Patienten, die von einer langwierigen oder sogar chronischen Erkrankung betroffen sind, suchen nach sinnvollen Alternativen, um den vielfachen Nebenwirkungen chemisch hergestellter Medikamente aus dem Wege zu gehen oder diese zumindest zu lindern.

Und natürlich spielt dabei auch immer die Hoffnung mit, dass man mit komplementärmedizinischen Verfahren die Ursache der Erkrankungen erreichen kann und nicht nur die sonst übliche Symptombekämpfung betreibt. Das Interesse an ganzheitlichen Therapien nimmt zu, wenn man mit konventionellen Behandlungen nicht den gewünschten Erfolg erzielt.

Aber auch der Wunsch, der Erkrankung nicht als passiver Patient ausgeliefert zu sein, ist für manche Betroffenen eine wichtige Motivation, sich in Eigenregie um Behandlungsalternativen zu bemühen. Denn wer sich für eine naturheilkundliche Behandlung entscheidet, ist positiv motiviert, sich für seinen Gesundungsprozess aktiv einzusetzen. Und für den Therapeuten kann der Patient ein wertvoller Co-Therapeut werden, indem er ganz aktiv in den Heilungsprozess einbezogen wird. Diese Möglichkeiten bieten klassische schulmedizinische Verfahren, bei denen es um die reine Verabreichung von chemischen Substanzen geht, in der Regel nicht.

Obwohl die Mehrzahl der Menschen in Deutschland Therapien aus der Naturheilkunde bevorzugt und beispielsweise lieber pflanzliche oder homöopathische Präparate einnehmen möchte als mit Nebenwirkungen verbundene chemische Produkte, ist die Naturheilkunde immer wieder Konfrontationen ausgesetzt. Insbesondere das häufige Fehlen von sogenannten Doppelblindstudien, wie sie in der Schulmedizin praktiziert werden, wird von ihren Gegnern gerne als ausschlaggebendes Argument herangezogen. So weisen sie immer wieder gerne darauf hin, dass die jeweiligen Methoden wissenschaftlich nicht anerkannt seien.

Dabei sind es oft jahrhunderte oder sogar jahrtausende alte Erfahrungen, auf denen viele der in der Naturheilkunde verwendeten Therapien und Präparate basieren. Deswegen werden Teilbereiche der Naturheilkunde auch als Erfahrungsmedizin bezeichnet. Das Fehlen der oben erwähnten Studien liegt in vielen Fällen nicht an der fehlenden Wirksamkeit der jeweiligen Methoden und Präparate, sondern oftmals an den geringen finanziellen Mitteln, die den Herstellern zur Verfügung stehen. Im Unterschied zur klassischen Pharmaindustrie lassen sich die meisten in der Naturheilkunde verwendeten Mittel nämlich nicht patentieren. Dies jedoch ist für die großen Pharmahersteller oft die wichtigste Voraussetzung, damit sie möglichst viel Profit aus ihren Produkten erzielen können.

Wie Erfahrungen immer wieder zeigen, kann die Naturheilkunde gerade bei chronischen Erkrankungen oft sehr beeindruckende und erstaunliche Erfolge erreichen, die zu einer deutlichen Verbesserung der Lebensqualität der Betroffenen führen. Für die Schulmediziner sind dies dann oft unerklärliche Vorkommnisse, weil ja nach ihrem Verständnis die ein oder andere chronische Erkrankung nicht heilbar oder linderbar ist.

Und auch wenn Therapien und Präparate aus dem naturheilkundlichen Bereich großteils selbst finanziert werden müssen, so kann dies mit einer verbesserten Gesundheit belohnt werden.

In der Naturheilkunde ist es oftmals erforderlich, dass man die Behandlungskonzepte auf mehreren Säulen aufbaut. Die jeweiligen Maßnahmen wirken dabei gemeinsam oder können sich gegenseitig ergänzen. Auch als Therapiebegleitung der schulmedizinischen Maßnahmen bietet sich das ein oder andere Verfahren an. Patienten mit chronisch entzündlichen Darmerkrankungen ist dies meistens bekannt, denn viele von ihnen verwenden alternative Heilmittel als Ergänzung zu verschreibungspflichtigen Präparaten.

Wenn Sie zur Behandlung der Psychose alternative Behandlungsverfahren in Erwägung ziehen, sprechen Sie dies unbedingt mit Ihrem behandelnden Arzt ab. Ideal wäre es, wenn er sich dieser Thematik gegenüber offen zeigt, und noch idealer wäre es natürlich, wenn er sich gut mit diesen naturheilkundlichen Möglichkeiten auskennen würde.

Bedenken Sie aber immer, dass auch diese Verfahren durchaus Nebenwirkungen mit sich bringen können oder unerwünschte Wechselwirkungen mit anderen Präparaten möglich sind. Außerdem gibt es leider auch immer wieder Therapieverfahren, die von zweifelhaftem Nutzen sind und nicht nur viel Geld kosten können, sondern auch gefährlich sind.

Abgesehen von diesen Überlegungen sind naturheilkundliche Behandlungsverfahren in vielen Fällen aber sehr willkommene Möglichkeiten, um eine Erkrankung noch besser in den Griff zu bekommen.

Zur Behandlung einer Psychose gibt es noch nicht ein so umfangreiches naturheilkundliches Behandlungsspektrum wie bei vielen anderen organischen Erkrankungen. Dennoch ist es in vielen Fällen möglich, mit bestimmten naturheilkundlichen Präparaten positiv auf den Gesundungsprozess einzuwirken. Wenn durch diese Präparate eine Reduzierung oder gar ein kompletter Verzicht der oft mit Nebenwirkungen behafteten Neuroleptika erreicht werden kann, bedeutet dies für die Patienten oftmals einen unvorstellbaren Gewinn. In vielen Fällen kommt es insbesondere zu Beginn der Psychose zu einer Kombination aus schulmedizinisch verordneten Neuroleptika und naturheilkundlichen

Präparaten. Im Verlaufe der Erkrankung kann dann häufig eine Reduzierung der Neuroleptika erfolgen.

Die in diesem Kapitel vorgestellten Möglichkeiten aus der Naturheilkunde decken bei weitem nicht das ganze Spektrum dieser Methoden ab. Sicher gibt es darüber hinaus auch noch weitere sinnvolle Behandlungsmöglichkeiten.

Dennoch sollten an die naturheilkundlichen Methoden nicht zu große Hoffnungen geknüpft werden, wenn es um die Behandlung von Psychosen geht. Grundsätzlich sollten derartige Maßnahmen immer durch den behandelnden Psychiater begleitet werden. Derzeit ist allerdings die Situation noch sehr unbefriedigend, weil sich die meisten dieser Therapeuten mit dem Thema Naturheilkunde nicht auseinandersetzen und in der Regel immer auf ihre wissenschaftlich begründeten Behandlungskonzepte verweisen. Manchmal kann es tatsächlich sinnvoll sein, einen längeren Anfahrtsweg in Kauf zu nehmen, wenn man sich bei einem weiter entfernt ansässigen Therapeuten besser aufgehoben fühlt.

Wenn es durch den gleichzeitigen Einsatz von naturheilkundlichen Methoden und Neuroleptika zu einer dauerhaften Verbesserung der Symptome kommt, ist eine langsame Reduzierung der Neuroleptika denkbar. Diese Reduzierung muss vom behandelnden Arzt begleitet werden und sollte durch eine kontinuierliche Verminderung der Dosierung schleichend erfolgen.

Zusammenfassend kann zum Wohle der Patienten nur dafür plädiert werden, bei psychischen Erkrankungen eine Kombination von herkömmlichen schulmedizinischen Therapiekonzepten in Einklang mit naturheilkundlichen Möglichkeiten anzustreben. Insbesondere die alleinige Verabreichung von Psychopharmaka darf nicht die einzige Antwort auf diese Erkrankungen sein.

Anthroposophische Medizin

Mitunter zeigen Therapieansätze auf anthroposophischer Grundlage bei der Psychose gute Erfolge.

Der Begründer der Anthroposophischen Heilkunde Rudolf Steiner verstand seine Ausrichtung als eine Erweiterung der konventionellen Medizin.

Bei der Anthroposophischen Medizin steht die Aktivierung der Selbstheilungskräfte des Organismus im Mittelpunkt. Ziel ist es, diese zu aktivieren und zu unterstützen, indem Körper, Geist und Seele gleichermaßen in das Behandlungskonzept einbezogen werden, um eine Harmonisierung des Organismus zu erreichen. Krankheiten werden hier als eine Äußerung der Seele und des Geistes gesehen.

Wichtige Bestandteile der Anthroposophischen Medizin sind physikalische und künstlerische Therapien. Auch die Gesprächstherapie, Heileurythmie und rhythmische Massagen werden angewendet. Es gibt eigens hergestellte anthroposophische Arzneimittel, von denen viele auf homöopathischer Basis verabreicht werden.

Die Anthroposophische Medizin baut ihre Theorie auf der Lehre von den vier Ebenen der Wirklichkeit auf. Diese vier Ebenen sind der physische, der ätherische und der astralische Leib, sowie das Ich.

Eine Krankheit entwickelt sich nach Ansicht der Anthroposophischen Medizin aus einer gestörten Wechselwirkung dieser vier Ebenen untereinander. Eine Therapie auf anthroposophischer Grundlage zielt also immer darauf ab, die gesunde Wechselwirkung der vier Ebenen wieder herzustellen. Dies geschieht sowohl durch homöopathische Arzneimittel, als auch mit Hilfe nicht auf Medikamenten basierender Therapien, wie Heil-Eurythmie, rhythmischen Massagen oder der anthroposophischen Kunsttherapie.

Die auf der Basis der Anthroposophischen Medizin hergestellten Medikamente sollen dementsprechend nicht nur auf der physischen Ebene ihre Wirksamkeit entfalten, sondern auch in den geistigen und seelischen Bereichen.

Omega-3-Fettsäuren

Aus einer Doppelblindstudie unter der Leitung von Dr. G. Paul Amminger von der Medizinischen Universität Wien sowie Forschungszentren aus der Schweiz und Australien (Melbourne) geht hervor, dass Omega-3-Fettsäuren in der Lage sind, eine Verbesserung der Hirntätigkeit zu erreichen und das Risiko einer Psychose zu reduzieren. An der Studie hatten Personen teilgenommen, die ein erhöhtes Risiko trugen, an einer Psychose zu erkranken.

Man stellte anhand dieser Studie fest, dass das Risiko um ein Viertel gesenkt werden konnte, wenn täglich Fischölkapseln eingenommen wurden. Diese Kapseln enthalten hochwertige Omega-3-Fettsäuren, die sich positiv auf den Fettsäurestoffwechsel auswirken.

Die Studie wurde in der medizinischen Fachzeitschrift ‚Archives of General Psychiatry' veröffentlicht.

Die Studie basierte auf der Annahme, dass bei Menschen mit einer Psychose ein gestörter Fettsäurestoffwechsel zugrunde liegen würde. Der positive Effekt der Omega-3-Fettsäuren wird darin gesehen, dass diese sich positiv auf Zellmembranen auswirken und dadurch auf die Neurotransmitter im Gehirn beeinflusst werden.

Allerdings sind nach bisherigen Erkenntnissen Versuche ergebnislos geblieben, die bei einer bereits bestehenden Schizophrenie durchgeführt wurden, wenn den Testpersonen Omega-3-Fischölkapseln verabreicht wurden.

Angeboten werden diese Präparate in Form von Nahrungsergänzungsmitteln. Auch in besonders fettreichen Fischsorten wie Lachs, Makrele, Hering und Heilbutt sind diese hochwertigen Fettsäuren enthalten. Alternativ kann man sich die ungesättigten Fettsäuren auch in Form von Leinöl, Rapsöl und Arganöl zuführen.

Unwissenheit besteht allerdings noch darüber, ob durch die Einnahme der Fischölkapseln der Ausbruch der Erkrankung lediglich verzögert werden kann, oder es zu einer Verhinderung der Krankheit kommt. Um hier genauere Erkenntnisse zu gewinnen, ist es erforderlich, langfristige Studien durchzuführen.

Omega 3-Fettsäuren sind aufgrund der vielversprechenden Forschungser-gebnisse also mögliche naturheilkundliche Mittel, um die Entstehung einer Psychose zu verzögern oder sogar zu verhindern. Erfreulicherweise sind bei Omega-3-Fettsäuren im Gegensatz zu Neuroleptika keine Nebenwirkungen beobachtet worden.

Die Ergebnisse der Omega-3-Studie wurden in der Fachzeitschrift ‚Archives of General Psychiatra', Volume 67, Nr. 2, 2010 veröffentlicht.

Homöopathie

Die Homöopathie ist bereits seit 200 Jahren bekannt und wurde von dem Arzt Samuel Hahnemann (1756–1843) entwickelt. Heutzutage gehört sie zu den bekanntesten Verfahren der Naturheilkunde. Da sie nur äußerst selten zu unerwünschten Nebenwirkungen führt, und der Körper nicht belastet wird, ist die Homöopathie eine so beliebte Behandlungsmethode.

Vielfach ist gar nicht bekannt, dass Samuel Hahnemann einer der psychi-atrischen Pioniere schlechthin war, und er viele psychisch erkrankte Menschen behandelt hat. So waren viele seiner Patienten an einer körperlich verur-sachten Psychose erkrankt. Somit hat die Homöopathie schon seit ihrer Begründung vielen psychisch erkrankten Menschen geholfen. Und auch heut-zutage tätigen homöopathisch arbeitenden Therapeuten ist sehr bewusst, dass sie mit ihren Möglichkeiten Psychotherapien sehr effektiv ergänzen können.

So wird die Homöopathie bei der Psychose häufig als flankierende Behandlung eingesetzt. Hierfür werden vom Therapeuten individuell angezeigte homöo-pathisch wirkende Substanzen herausgearbeitet. Diese sollen die Selbstregulation des gesamten Organismus anregen. Denn bei der Behandlung der Psychose geht es darum, durch homöopathische Substanzen den Stoffwechsel und die natürlichen Selbstheilungskräfte zu aktivieren. Bei einer gleichzeitigen Einnahme von Neuroleptika kommt es häufig zu einer Abschwächung der homöopathischen Wirkung.

Welche homöopathischen Mittel letztendlich eingesetzt werden, legt der erfahrene homöopathisch arbeitende Therapeut fest.

Die Homöopathie handelt nach der Ähnlichkeitsregel (Similia similibus curentur), die besagt, dass die verabreichten Substanzen zu ähnlichen Symptomen führen, wie sie für eine bestimmte Krankheit typisch sind. Oder anders ausgedrückt: Ähnliches werde durch Ähnliches geheilt.

Die durch die Homöopathie übermittelten Heilinformationen sind zwar chemisch nicht mehr messbar, aber durch physikalische Schwingungsmuster erzeugen sie ihre Wirkung. So darf ihre Verwendung bei psychiatrischen Erkrankungen keinesfalls in Eigenregie erfolgen und als harmlos betrachtet werden.

Von Kritikern wird immer wieder der angebliche Placebo-Effekt der Homöopathie thematisiert, auf den die Wirkung der homöopathischen Substanzen zurückzuführen sei. Da die Homöopathie allerdings sehr erfolgreich auch bei Tieren und kleinen Kindern eingesetzt werden kann, dürfte dies Beweis genug dafür sein, dass es sich bei der Homöopathie nicht um eine Placebo-Wirkung handeln kann.

Einen nahezu wissenschaftlichen Beweis für die Wirksamkeit von homöopathischen Mitteln lieferte unlängst ein Nobelpreisträger. Denn im Juli veröffentlichte der französische Virologe und Nobelpreisträger Luc Montagnier seine Entdeckung, dass Wasser über eine Art Gedächtnis verfüge und auch nach vielfachen Verdünnungen dieses immer noch vorhanden sei. Diese Erkenntnis galt bisweilen immer als eine Vorstellung von esoterisch ausgerichteten Menschen. Durch die Entdeckung von Luc Montagnier gewinnt diese Erkenntnis nun ganz andere Dimensionen und unterstützt zweifelsohne die Denkweise der Homöopathie.

Im Übrigen gilt die Homöopathie in vielen anderen Ländern als höchst wirksam. So bildet die Homöopathie in Brasilien immerhin eine eigenständige medizinische Fachrichtung, und ca. 15.000 homöopathisch approbierte Fachärzte sind in Brasilien tätig.

Stress und Stressreduzierung

Stress

Bei der Entstehung einer Psychose spielt eine gestörte Übermittlung der Neurotransmitter im Gehirn eine wesentliche Rolle. Besonders von Dopamin weiß man, dass es einen großen Einfluss auf die Krankheitsentstehung hat. Und weil der Dopaminhaushalt sehr stark durch Stress beeinflusst wird, weil dieser zu einer Dopamin-Fehlproduktion im Gehirn führt, ist Stress ein ganz wichtiger Faktor, der zur Entstehung einer Psychose beiträgt.

Als vorbeugende Maßnahme vor der Krankheitsentstehung als auch vor Rückfällen ist es somit wichtig, den Körper vor Stress zu schützen. Dabei geht es jedoch nicht nur um psychisch bedingten Stress, sondern auch um jegliche Reizüberflutung, die vom Körper als Stressoren empfunden werden. Wie sich der Stress im Körper niederschlägt, ist ganz individuell. Dennoch ist sehr häufig der Verdauungstrakt betroffen.

‚Mir ist das auf den Magen geschlagen' ist ein typisches Sprichwort dafür, wie sehr sich Stress und Belastungen auf das Verdauungssystem auswirken können. Auch dass manche Menschen in stressigen Phasen kaum einen Bissen hinunter bekommen und andere hingegen ins Stressessen verfallen, zeigt die starke Verbindung zwischen Stress und der Verdauung. Und bei den meisten Menschen führen Stress und Hektik zu Störungen des Magen-Darm-Bereichs. Für Menschen mit einer Psychose bedeutet dies, dass Stress somit zu einer Verschlechterung des Zustandes führen kann. Denn durch eine schlechte Verdauung kommt es zu einer Selbstvergiftung des Organismus und zusätzlichen Belastung der Leber.

Hinzu kommt, dass sich die Beschwerden bei einigen Patienten durch Stress verstärken und die Schübe somit mit einer intensiveren Ausprägung auftreten als eigentlich nötig. Stress ist also in mehrerer Hinsicht für einen Psychose-Patienten schädlich und sollte unbedingt reduziert werden.

Für regelmäßige Entspannung bieten sich verschiedene Methoden an, die von individuellen Vorlieben abhängig sind. Während bei einigen Personen das Hören von Entspannungsmusik für den Stressabbau sorgt, können andere hingegen bei aktiven Entspannungsübungen besser abschalten.

Im Folgenden werden Ihnen einige Möglichkeiten vorgestellt, die zu einer Stressreduzierung beitragen.

Muskelrelaxation nach Jacobson

Diese Entspannungstechnik versetzt den Anwender in die Lage, auch in sehr unruhigen Umgebungen und Situationen zu entspannen und ruhig zu bleiben. Das auch als ‚Progressive Muskelentspannung' oder ‚Tiefenmuskelentspannung' bezeichnete Verfahren, das vor mehr als 70 Jahren von dem aus Schweden in die USA emigrierten Arzt Edmund Jacobson entwickelt worden ist, ist relativ leicht erlernbar.

Im Mittelpunkt der Muskelrelaxation steht das bewusste Empfinden systematischen An- und Entspannens von Muskeln und Muskelgruppen.

Wer in der Lage ist, den Unterschied zwischen muskulärer An- und Entspannung eindeutig wahrzunehmen, kann auch andere Spannungszustände im Körper leichter erkennen. Dies ist eine Voraussetzung für dieses Verfahren.

Die meisten Menschen nehmen Verspannungen ihrer Muskulatur erst wahr, wenn sie Schmerzen haben. Diese kommen durch vieles Sitzen, langes Stehen, körperliches Arbeiten oder falsche hastige Bewegungen. Sie fühlen sich unwohl und gehetzt und sind sich nicht bewusst, dass sie selbst in der Freizeit nicht mehr richtig entspannen und loslassen können.

Körper und Seele stehen in enger Beziehung zueinander. Jacobsen geht davon aus, dass seelische Belastungen zu Muskelverspannungen führen, die wiederum seelisches Unbehagen auslösen können.

Entspannen sich die Muskeln, fühlt man sich insgesamt entspannt. Man ist ausgeglichen und lockerer. Durch das Vorbeugen werden Verspannungen häufig schnell erkannt.

Das so genannte Basisprogramm wird in bequemer Rückenlage (weiche Unterlage) geübt. Grundvoraussetzung für den Übungserfolg ist eine entspannte Atmung, bei der allein die Absenkung und Hochwölbung des Zwerchfells für das Ein- und Ausströmen der Atemluft sorgt.

Das zeigt sich durch Heben und Senken der Bauchdecke. Meist beginnt man die Übungen mit den Füßen: Sie werden zur so genannten Zehenfaust angespannt, wobei die Zehen so weit wie möglich in Richtung Ferse gebeugt werden. Wenn möglich, sollte man die Muskeln immer so stark anspannen, dass sich ein Zittern bemerkbar macht. Anschließend werden Unterschenkel-, Oberschenkel-, Gesäß-, Bauch- und Beckenmuskeln angespannt.

Selbst die Gesichtsmuskeln bleiben nicht ausgespart. Die Spannung wird zwischen 2 und 4 Sekunden gehalten, dann abrupt gelöst. Nun schließt sich die wichtige Phase an, in der die Entspannung wahrgenommen wird. Dabei soll man sich intensiv auf das entsprechende Körperteil konzentrieren. Mindestens 2 – 4 Wochen konsequentes Training sind erforderlich, um bereits nach wenigen Minuten den gewünschten Entspannungszustand zu erreichen. Bis zu einem Vierteljahr Trainingsdauer muss man einplanen, bis man in der Lage ist, in wenigen Augenblicken und an jedem beliebigen Ort in eine tiefe Entspannung zu sinken.

Die Faustregel lautet wie bei allen Entspannungsmethoden: Regelmäßiges Üben ist wichtiger als langes Üben.

Entstehen Pausen von mehr als 4 Tagen, beginnt der Muskel zu vergessen, was er an Entspannungsfähigkeit erlernt hatte. Fortgeschrittenen genügen 5 Minuten intensives Training alle 4 Tage, um ihren Muskeln die optimale Entspannungsbereitschaft zu erhalten.

Ordnungstherapie

Bei der Ordnungstherapie geht es darum, stressreduzierende Methoden in den Alltag einzubeziehen, um eine neue Lebensordnung herzustellen.

Die Ordnungstherapie ist keine Errungenschaft unserer Zeit, aber dennoch ist sie heute zweifelsohne von einer so hohen Bedeutung, dass sie in immer mehr Therapiekonzepten integriert wird. Hintergrund ist die heutige extreme Reizüberflutung, der jeder durchschnittliche Mensch ausgesetzt ist. Stress findet an allen Fronten statt, nicht nur am Arbeitsplatz, in der Schule und zu Hause, sondern auch sehr viel in der Freizeit.

Um wieder seine eigene Mitte zu finden, einen geordneten Schlaf-Wachrhythmus zu erzielen, werden die Patienten angehalten, wieder auf ihre innere Uhr zu hören. Neben einer ausgewogenen maßvollen Ernährung gehören auch der Aufenthalt und die Bewegung an der frischen Luft zur Ordnungstherapie.

Duftende Öle für's Wohlbefinden

Wer kennt das nicht: Man fühlt sich automatisch wohler in einem duftigen Raum als in einem Zimmer mit abgestandener und womöglich verrauchter Luft. Mit angenehmen Düften lässt sich das Lebensgefühl ganz erheblich steigern, die Lust am Arbeiten nimmt zu, wenn es der Nase gut gefällt. Und dafür bieten sich viele verschiedene Möglichkeiten: Ob mit der Duftkerze, einer Aromaöllampe, mit Duftbäumchen oder mit Parfüm. Düfte beleben Geist und Körper und wirken unmittelbar auf unser Gefühl.

Die Anwendungen von ätherischen Ölen für das Wohlbefinden und die gesundheitliche Unterstützung sind keine neuen Erkenntnisse unserer Zeit, sondern schon die Ägypter haben ätherische Öle für gesundheitliche Zwecke eingesetzt. Die heute als Aromatherapie bekannte Behandlungsmethode wurde in den 1920-er Jahren von dem französischen Chemiker Dr. Rene Gattefosse entdeckt.

Dabei war es ein Zufall, dass er sich mit ätherischen Ölen beschäftige. Durch einen Laborunfall verbrannte er sich mehrere Hautpartien, die er anschließend intuitiv mehrfach mit Lavendelöl einrieb. Die Heilung vollzog sich so überraschend schnell, dass er sich fortan mit den Wirkstoffen von ätherischen Ölen auseinander setzte. Dabei widmete er sich besonders der Bergamotte-Essenz mit ihren antiseptischen Eigenschaften.

Heute verwenden die professionellen Aromatherapieexperten ungefähr 80 verschiedene ätherische Öle. Zu den bekanntesten gehören Eukalyptus, Rosmarin, Lavendel, Zitrone, Thymian, Pfefferminz und Teebaumöl. Ätherische Öle sind Pflanzenextrakte, die einen sehr intensiven Geruch haben und leicht verdampfen.

Die Aromatherapie ist mittlerweile Bestandteil der Pflanzenheilkunde und wird von einigen ganzheitlich arbeitenden Therapeuten bei verschiedensten Befind-lichkeitsstörungen eingesetzt. In Deutschland darf nur derjenige Aromathera-pien durchführen, der die Erlaubnis zur Ausübung eines Heilberufes besitzt wie Ärzte und Heilpraktiker. Wenn die ätherischen Öle in Arzneimitteln enthalten sind, unterliegen sie dem Arzneimittelrecht, ansonsten sind sie frei verkäuflich und rein rechtlich für jedermann anwendbar. Eine Medikation gehört dennoch in die Hände von erfahrenen Therapeuten.

Meistens dient die Aromatherapie der Unterstützung anderer Therapiever-fahren und wird nur in Einzelfällen als eigenständige Behandlung eingesetzt.

Die positiven Effekte von Düften haben vor einigen Jahren auch Verkaufs-experten für sich entdeckt, indem sie ganz unbemerkt Duftzerstäuber in ihren Verkaufsräumen aufstellten, um dem nichtsahnenden Kunden die Kauflaune zu verbessern.

Dabei geht es gar nicht nur um die bessere Laune und das gesteigerte sich Wohlfühlen - Düfte können viel mehr, besonders wenn es um ätherische Öle geht. Diese können bekanntermaßen unterstützend bei unterschiedlichsten Befindlichkeitsstörungen wirken.

Wählen Sie Ihren Duft je nach Stimmungslage aus. So ist es hilfreich, eine kleine Auswahl griffbereit zu Hause vorrätig zu haben wie z. B. Südfrüchte oder Lavendel, Orchidee, Vanille oder Rosenholz. Als besonders anregend und stimmungsaufhellend gelten Orange, Zitrone und Bergamotte. Beruhigend und entspannend wirken Rose und Lavendel.

Wenn Sie kein Duftöl zur Hand haben, hellen Sie Ihre Stimmung einfach mit Ihrem Lieblingsparfüm auf, oder schneiden Sie Ihre duftende Lieblingsrose aus dem Garten ab und stellen Sie sie in eine Vase in Ihrem Wohnzimmer.

Eine preisgünstige, aber sehr effektive Methode zur Raumbeduftung ist das Beträufeln von kleinen Gips- oder Keramikplättchen. In Bastelgeschäften kann man diese Plättchen preisgünstig erwerben und unter verschiedenen Motiven auswählen. Die unterschiedlichen Motive sind hilfreich, um die verschiedenen Duftsorten auseinander zu halten. So können Sie das Mondplättchen z. B. mit Lavendel beträufeln, den Stern mit Rosmarin und so weiter. Auch kleine Figuren aus Terracotta lassen sich mit den Ölen gut beträufeln und geben die Düfte gleichmäßig an die Raumluft ab.

Geben Sie Ihren Lieblingsduft in eine Duftlampe oder als Badezusatz in Ihr Entspannungsbad. Wenn Sie die Düfte abends anwenden möchten, achten Sie darauf, dass Sie nicht die anregenden Varianten wählen, da Sie sonst möglicherweise Einschlafprobleme bekommen können. Sie können die Aromaöle auch als Massageöle anwenden. Dabei wird das ätherische Öl im Verhältnis 1 Tropfen pro 2 ml Basisöl vermischt.

Wer es etwas technischer und professioneller mag, kann sich eine Raumbeduftungsanlage anschaffen, mit der das Duftöl per Zerstäuber an die Raumluft abgegeben wird. Fragen Sie aber bei Erwerb einer Kabine den Hersteller bezüglich seiner Erfahrungen mit derartigen Anlagen. Es kommt immer mal wieder vor, dass sich durch diese Beduftungsanlagen die Holzporen schließen.

Ätherische Öle können bei Allergikern zu unerwünschten Reaktionen führen. Hier ist eine Abstimmung mit dem Therapeuten ganz wichtig. Außerdem sollte jeder darauf achten, direkten Augenkontakt mit den ätherischen Ölen zu vermeiden. Besonders Pfefferminz- und Eukalyptusöle können die Schleimhäute und somit auch die Augen sehr reizen.

Es gibt Aromaöle natürlichen Ursprungs, aber nicht zuletzt auf Grund der stetig größer werdenden Nachfrage werden immer mehr synthetisch oder halbsynthetisch hergestellt. Achten Sie beim Kauf Ihrer Duftöle auf gute Qualität, sparen Sie nicht am Preis, und verzichten Sie möglichst auf chemische Wohndüfte.

Farbtherapie

Farben haben einen viel größeren Einfluss auf unser Seelenleben als es uns vielfach bewusst ist. Achten Sie mal darauf, welche Farben Ihre Lieblings-Kleidungsstücke haben. Hängen überwiegend schwarze, braune und dunkel-graue Pullover und Jacken in Ihrem Schrank?

Gerade an depressiven Tagen können genau diese Farben Ihre Seelen-stimmung noch verschlimmern. Umgeben Sie sich stattdessen mit stimmungs-aufhellenden Farben, die Ihnen Motivation und Kraft geben. Als die aktivierendste Farbe zählt Orange. Sie wird als Heilfarbe bei depressiven melancholischen Verstimmungen eingesetzt. In anderen Ländern werden die Häuser ganz bewusst mit vielen Farben ausgestattet. So bedeutet beispielsweise ein buntes Haus in Mexiko, dass der Besitzer voller Energie steckt.

Umgekehrt können Farben auch ganz gezielt zur Entspannung eingesetzt werden.

Das heutige Interesse an der Farbtherapie ist besonders dem indischen Arzt Dinshah P. Ghadiali (1873 – 1966) und dem deutschen Heilpraktiker Heinz Schiegl zu verdanken. Während der Inder Ghadiali das erste Farblicht-Therapiesystem der Welt entwickelte, veröffentlichte Heinz Schiegl 1979 sein bekanntes Buch ‚Colortherapie'. Damit wurden die Grundsteine für das zunehmende Interesse am Farbeneinsatz für medizinische Zwecke in der heutigen Zeit gelegt.

Dabei gehört die Farbtherapie zu den ältesten bekannten Behandlungs-methoden, denn schon die Ägypter setzten Farben für die Steigerung des Wohlbefindens ein. Sie bauten so genannte Farbtempel, in denen sieben Räume in unterschiedlichen Farben ausgestattet waren. Je nachdem, welche Erkrankung geheilt werden sollte, wurden die Personen in den entsprechend farblich zugeordneten Tempelraum gebracht.

Die Wirkungsweise von Farben auf die menschliche Psyche und Organismus ist unbestritten, aber warum und wie sich Farben auf den menschlichen Organismus auswirken, wird seit einigen Jahren in Deutschland erforscht: ‚In der Filderklinik (Filderstadt) und anderen anthroposophischen Einrichtungen wird seit 2003 im Rahmen eines Forschungsprojekts die Wirkung von farbigem Licht auf Patienten mit verschiedenen Erkrankungen untersucht.' (Quelle: wikipedia).

In verschiedenen Farbspektren angewendet, kann Farblicht schnell zu einem spürbaren Energiespender werden. Je nachdem, welche Farbe eingesetzt wird, werden bestimmte Körpersysteme aktiviert.

Rot:

Rot ist die Farbe des Feuers, der Energie, Vitalität und Wärme. Mit *Rot* kann die Durchblutung angeregt und damit das allgemeine Wohlbefinden und das Energieniveau gesteigert werden.

Grün:

Grünes Licht strahlt Erholung und Regeneration aus und gilt als die beruhigendste Farbe. Sie wird besonders bei ausgeprägten Stimmungsschwankungen eingesetzt.

Blau:

Als Farbe des Himmels und des Wassers gilt *Blau* als die kühlste Farbe. Sie hilft bei Stressabbau, verlangsamt die menschlichen Funktionen und hilft damit sehr gut bei Ungeduld.

Gelb:

Gelb ist die Farbe der Sonne und genauso wie mit ihr, lassen sich mit gelben Farben Trübsinn und Melancholie vertreiben. *Gelb* motiviert, stimmt fröhlich und steigert die positive Lebenseinstellung.

Neben diesen vier Grundfarben gibt es noch viele weitere Farben, die ebenfalls Wirkungen auf den menschlichen Organismus haben wie z. B. Violett, Helltürkis, Orangerot und Hellrosa. Dieses sind die so genannten Übergangsfarben und sind mit ihren Anteilen an größeren Dunkelanteilen nicht so stark belastend für die Augen wie die kalten Farben.

Die Anwendung von Farben sollte unbedingt nur in Abhängigkeit vom persönlichen Empfinden des Anwenders und unter Berücksichtigung von eventuellen Kontraindikationen erfolgen. Um grundsätzlich Nebenwirkungen oder Verschlimmerungen zu vermeiden, empfehlen Farbexperten für den privaten Gebrauch, sich auf nur zwei Arten von Licht zu beschränken: *Violett* mit hohem Blauanteil für die Beruhigung und *Gelb* bis *Orange* zur Anregung. Zusätzlich kann noch neutrales Tagesmischlicht für die normale oder winterliche Anwendung eingesetzt werden.

Meditation

Es gibt verschiedene Formen der Meditation. Dies ist eine sehr effektive Technik, wenn es darum geht, Stress aus dem Alltagsleben zu verarbeiten, der bewusst oder unterbewusst belastet und die Entspannung am Abend erschwert.

Bei Meditationsübungen geht es meist um die innere Konzentration auf die Atmung, ein Wort, Objekt oder das eigene Körperempfinden, um die Gedanken zu beruhigen und sich zu entspannen. Den meisten Menschen fällt es anfangs nicht ganz leicht, sich zu konzentrieren, oder sie kommen sich "komisch" vor, wenn sie beispielsweise minutenlang ein bestimmtes Wort wiederholen sollen.

Doch Meditation ist wie ein "mentaler Muskel". Das bedeutet, je öfter die Meditationstechniken praktiziert werden, desto leichter und selbstverständlicher wird es. Hier kann es auch sehr hilfreich sein, eine Meditationsgruppe aufzusuchen, bei der man eine Anleitung durch einen Lehrer erhält. Für Zuhause sind auch Meditations-CDs ein sehr geeignetes Hilfsmittel.

Weg von den Drogen

Wie mehrfach in diesem Buch beschrieben, kann der regelmäßige Konsum von diversen Drogen sowie von Alkohol zu Psychosen führen.

Wenn dies tatsächlich eintritt, so haben Psychose-Patienten meistens nicht nur ein Problem, sondern zugleich mindestens zwei: Die Psychose und die Drogensucht. Derzeitig geht man davon aus, dass immerhin bis zu 70 % der jugendlichen Psychosepatienten gleichzeitig auch ein Drogenproblem haben. Als die häufigste psychoseauslösende Droge gilt Cannabis, dessen Konsum allerdings in vielen Fällen mit der zusätzlichen Verwendung von Alkohol, Kokain, Ecstasy und Amphetaminen einhergeht.

Durch das komplexe Krankheitsbild von Drogensucht und Psychose ist bei den meisten Betroffenen eine entsprechende umfangreiche Therapie erforderlich. Wird trotz der Psychose nicht auf den Drogenkonsum verzichtet, verschlechtert sich die Heilungsprognose im Laufe der Zeit. Denn immer wieder werden Halluzinationen und Wahnvorstellungen auftreten, die nur von kurzen symptomfreien Phasen unterbrochen werden.

Wenn die Patienten jedoch drogenabstinent werden und ihre Sucht unter Kontrolle behalten, haben sie vergleichbare Heilungsaussichten wie psychotische Patienten, die keine Drogen konsumiert haben.

Um eine erfolgreiche Suchtmittelbehandlung durchzuführen, ist es erforderlich, die Ursachen für die Sucht zu hinterfragen. Bei den meisten Patienten beginnt der Suchtmittelkonsum vor dem akuten Ausbruch der Psychose. In einigen Fällen kann im Nachhinein ein Zusammenhang festgestellt werden, der zeigt, dass der Drogenkonsum als Folge von ersten psychotischen Anzeichen erfolgte.

Ein großes Problem bei psychotischen Suchterkrankten besteht darin, dass sie häufig keinen Grund darin sehen, ihre Sucht aufzugeben und drogenfrei zu leben. Sie verharmlosen ihre Situation derart, dass sie fest davon überzeugt sind, eigentlich gar nicht süchtig zu sein und jederzeit mit dem Konsum aufhören zu können.

Solange die Einsicht in die Notwendigkeit fehlt, den Drogenkonsum aufzugeben, gestaltet sich der Gesundungsprozess meistens sehr schwierig. Die bessere Prognose haben zweifelsohne die Süchtigen, die von selbst aufhören möchten und nicht von außen dazu aufgefordert werden.

Der erste Schritt in die richtige Richtung ist häufig die Kontaktaufnahme zu einer Suchtberatungsstelle. Einige dieser Beratungsmitarbeiter haben Erfahrungen mit dieser speziellen Kombination aus Psychose und Sucht. In einer Gesprächstherapie wird ergründet, welche Auslöser zum Drogenkonsum geführt haben, und warum man die Drogenabhängigkeit überhaupt entwickelt hat. Für den Therapieerfolg ist es maßgeblich, wie gut das Vertrauensverhältnis zum Therapeuten aufgebaut werden kann.

Eine besondere Herausforderung bei einer Drogensucht ist in vielen Fällen das bisherige Umfeld. Wenn der Freundeskreis überwiegend aus ebenfalls süchtigen Personen besteht, ist es in der Regel äußerst schwierig, diese Kontakte weiterhin aufrecht zu erhalten. Denn ruckzuck landet man dann wieder in seinem alten Leben mit einem drogenabhängigen Freundeskreis, in dem sich niemand aufhält, der keine Drogen konsumiert.

Wenn die Drogensucht so stark ausgeprägt sein sollte, ist häufig ein kompletter Ortswechsel eine gute Lösung. Dieser Wechsel erfolgt oftmals über einen Umweg, der zunächst in eine Suchtklinik führt. Wenn es hier gelingt, ‚clean' zu werden, öffnen sich ganz neue Lebensperspektiven, die ein Zurück in alte Freundeskreise im Sinne der Genesung ausschließen.

Waren noch vor 20 Jahren klassische Heroinkonsumenten die Hauptgruppe in vielen Suchtkliniken, so haben die heutigen Klinikpatienten häufig eine Karriere mit vermeintlich harmlosen Partydrogen absolviert.

Der klassische Heroinjunkie wird zunehmend von Ecstasy-Junkies ersetzt. Harmloser sind diese Karrieren aber sicherlich nicht.

Dem Leben eine Struktur geben

Für viele psychotisch erkrankte Menschen ist die Bewältigung des Alltags eine große Herausforderung. In einigen Fällen kommt es gar zu einer völligen Überforderung in ganz banalen Situationen.

Dabei beginnen die Probleme häufig schon damit, dass dem Alltag ganz und gar eine Struktur fehlt. Die eigentliche Struktur besteht dann häufig darin, dass man bis mittags schläft, anschließend viel Zeit vorm Fernseher oder Computer verbringt und kaum noch soziale Kontakte pflegt. Man lebt regelrecht in den Tag hinein, ohne dass wichtige Dinge erledigt werden. In der Küche türmt sich der Abwasch, im Wäschekorb quellt die Schmutzwäsche heraus, und der lästige Papierkram bleibt tagelang unbearbeitet liegen.

Im Laufe der Zeit werden die sozialen Kontakte immer weniger, sodass man nur noch für die allernötigsten Dinge die Wohnung verlässt.

Wer an einer Psychose erkrankt ist, neigt dazu, auch seine gesamte gesundheitliche Situation zu vernachlässigen. Doch dies bringt die Gefahr eines Teufelskreises mit sich. Denn durch die Vernachlässigung der körperlichen Gesundheit kommt es zu einer weiteren Verschlechterung der psychischen Situation. Daher ist es enorm wichtig, sich auch stetig um eiren gesünderen Lebensstil zu bemühen.

Dieser beginnt meistens schon damit, den Alkohol-, Drogen- und Zigarettenkonsum einzuschränken oder komplett auf diese Substanzen zu verzichten. Beim Essen setzt sich dies fort, indem man stark zucker- oder fetthaltige Lebensmittel meiden sollte. Das Trinken sollte nicht aus Kaffee bestehen, sondern möglichst aus mindestens 2 Litern Wasser und Kräutertee.

Eine gesunde Ernährungsweise ist die Basis für die körperliche Gesundheit, von der letztendlich auch der Gesundungsprozess der Psychose profitiert.

Ergänzen Sie diese gesündere Lebensweise durch regelmäßige Bewegung. Auch hiervon können sich Ihre psychotischen Symptome verbessern. Wenn Sie bisher eher den Couchpotatoes angehörten, beginnen Sie mit den leichteren Aktivitäten wie Fahrradfahren oder Walken. Um Ihre Motivation zu erhöhen, ist es sinnvoll, sich einer Sportgruppe anzuschließen. Durch Sport verbessern sich nicht nur die Kondition, das Gewicht und die Figur, sondern häufig stellt sich auch die gute Laune ein. Regelmäßige Bewegung kann zu einem neuen Hobby werden und Ihnen auch an schlechten Tagen ein guter Begleiter sein, um mit Ihrer Erkrankung besser umgehen zu können.

Da es durch die Antipsychotika oftmals zu einem gesteigerten Appetit und somit einer unerwünschter Gewichtszunahme kommt, ist Sport auch meistens die erste Maßnahme, die der behandelnde Arzt vorschlagen wird.

Sobald sich Verbesserungen der Gesundheit bemerkbar machen, neigt man dazu, in die alten Gewohnheiten zurück zu fallen und den früheren Lebensstil wieder zu übernehmen. Dies birgt die Gefahr, dass man sich viel zu viel vornimmt als man tatsächlich schaffen kann. Denn auch wenn man sich zwischendurch gesundheitlich recht stabil fühlt, darf dies nicht darüber hinwegtäuschen, dass die Genesung möglicherweise noch lange nicht abgeschlossen ist. Denn der Weg ist ein langer und vollzieht sich nur in kleinen Schritten.

Um sich nicht zu überfordern, sollte der Tagesablauf realistisch geplant und mit ausreichenden Erholungsphasen versehen werden. So soll der Tag nicht nur aus Pflichten bestehen, sondern auch aus Dingen bestehen, die Spaß machen und zur Lebensfreude beitragen.

Um den Tag fest zu strukturieren, ist die Einhaltung einiger fester Uhrzeiten sehr hilfreich. Stehen Sie morgens immer zur gleichen Zeit auf, machen Sie regelmäßig Ihre Mittagspause, und integrieren Sie Ihre Therapiemaßnahmen in den Tagesablauf. Planen Sie aus den eigenen Tagsplanen schließlich einen Wochenplan, sodass Sie montags immer schon genau wissen, was in den nächsten 7 Tagen auf Sie zukommt.

Familie – das wertvolle Fundament

Angehörige sind in vielen Fällen die ersten Personen, denen die psychotische Erkrankung des Familienmitgliedes auffällt.

Dennoch werden anfangs etwaige Verhaltensauffälligkeiten erstmal weggeschoben, man nimmt das merkwürdige Verhalten noch nicht als Krankheit wahr und wundert sich nur über diese unerklärlichen Veränderungen.

Doch irgendwann passiert wieder irgendetwas komisches, weil die Psychose wieder in ihrer vollen Breite zugeschlagen hat. Der Angehörige wird verunsichert, weiß nicht, wie er sich verhalten soll und wie er mit diesen Auffälligkeiten umgehen soll. Bei jungen Menschen werden die Veränderungen zunächst auf das Erwachsenwerden und die pubertären Unpässlichkeiten geschoben. Vermutungen kommen auf, dass vielleicht ein falscher Freundeskreis Schuld sein könnte oder möglicherweise ein Drogenproblem vorliegt.

Man verzweifelt an der Situation, dass die tägliche Körperpflege vernachlässigt wird, das Essen nur noch aus Pommes und Ketchup besteht, und ansonsten der Computer der einzige Freund ist. Auch die täglichen Auseinandersetzungen und Anschuldigungen, dass wieder jemand den Regenschirm gestohlen haben soll oder nicht zusammenhängende Sätze für völlige Verwirrung sorgen, machen den Alltag immer unerträglicher. Dabei wird man sich mit jedem Tag fremder und will dennoch die Vertrautheit bewahren, um das Familienleben funktionsfähig aufrecht zu erhalten.

Irgendwann jedoch passiert etwas sehr Auffälliges, das dem Angehörigen die Augen öffnet und zeigt, dass es sich bei diesen Verhaltensauffälligkeiten vielleicht um eine Krankheit handeln könnte. Man wird sich in diesem Moment seiner Verantwortung bewusst und schiebt das Problem nun nicht mehr einfach weg. Der Weg sollte nun unweigerlich zu einem Therapeuten führen.

Doch wie bringt man es seinem geliebten Familienmitglied bei? Mit der Tür ins Haus fallen, dass da irgendwelche unerklärliche psychische Auffälligkeiten sind? Sicher keine gute Idee, denn niemand will in die psychische Schublade gesteckt werden.

Besser ist es, einen Aufhänger zu greifen, indem man beispielsweise eine Grippe nutzt oder einen beabsichtigten Arztbesuch mit dem Erschöpfungszustand oder Vorsorgeuntersuchungen begründet. Damit der Arzt entsprechend handeln kann, sollten Sie Ihren Familienangehörigen unbedingt begleiten. So haben Sie die Möglichkeit, während des Gesprächs mit dem Arzt einzugreifen und die Gesprächsführung in die Richtung zu lenken, die erforderlich ist: Nämlich die Abklärung einer psychischen Erkrankung. Sie können dem Arzt Ihre Beobachtungen schildern, weil diese der Betroffene selbst ja gar nicht geben kann.

Wenn sich Ihr Familienangehöriger partout nicht von Ihnen begleiten lassen möchte, so rufen Sie den behandelnden Arzt vor dem vereinbarten Termin an, um ihn über Ihre Vermutungen und Beobachtungen zu informieren. So hat der Arzt die Möglichkeit, sich entsprechend vorzubereiten.

Um die Vertrauensgrundlage des Kranken anzukratzen, sollten Sie sich unbedingt unauffällig verhalten. Ansonsten laufen Sie Gefahr, dass er misstrauisch wird und sich einem Angriff oder Komplott ausgeliefert sieht.

Anders verhält sich die Situation natürlich in akuten Fällen. Wenn sich die Psychose derart äußert, dass sie den Betroffenen selbst oder Sie gefährdet, handelt es sich um einen Notfall. Denn wenn Ihr Angehöriger von Selbstmord spricht und sich auch entsprechend verhält, oder er gewalttätig wird, greifen Sie zum Hörer und wählen den Notruf. Und nehmen Sie ab jetzt jede Hilfe an, die Ihnen zuteil wird.

Denn meistens ist man als Angehöriger schon seit langer Zeit mit der bisweilen unerkannten Erkrankung konfrontiert worden. Sie hat schon seit vielen Monaten an der eigenen Gesundheit genagt und das Zusammenleben äußerst schwierig gemacht. Dies wird auch nicht unbedingt sofort einfacher, wenn die Diagnose einer psychischen Erkrankung gestellt worden ist. Aber man kann sich nun Hilfe von außen holen. Oder durch eine vorübergehende außerhäusige Unterbringung in Form eines Klinikaufenthaltes des kranken Familienmitgliedes etwas Luft verschaffen. Denn irgendwann kommt er wieder zurück in den Alltag, und auch dann wird er noch sehr viel Hilfe benötigen.

Aber nicht jeder Angehörige fühlt sich der Herausforderung gewappnet, ein psychisch erkranktes Familienmitglied in dem nötigen Umfang zu betreuen. Denn durch einen psychisch erkrankten Angehörigen werden auch alle anderen Familienmitglieder mit dieser Erkrankung konfrontiert. Sie bei einem Alkoholiker die Familien als ‚Co-Alkoholiker' bezeichnet werden, weil sie sich durch die Alkoholerkrankung ihres Angehörigen auch mit der Erkrankung auseinander setzen müssen, so verhält sich dies ganz ähnlich bei einer Familie, in der jemand psychisch erkrankt ist.

Während der Betroffene selbst meistens ganz gut durch ein Therapiekonzept aufgefangen und betreut werden kann, bleiben Angehörige jedoch in vielen Fällen sehr auf sich allein gestellt. Für sie bedeutet die Erkrankung eine große Belastung und ein Balanceakt, den sie vormals nie in ihrem Leben erlernt haben. Sie müssen oft durch eigenes Ausprobieren erfahren, wie der Umgang mit seelisch Erkrankten möglich ist. Und diesen Umgang müssen alle Familienmitglieder lernen, egal ob Ehepartner, Tochter, Sohn, Schwester, Bruder oder

Oma und Opa. Jeder für sich muss einen Weg finden, wie er mit dem Erkrankten umgehen kann, um nicht selbst zu stark unter der bedrückenden Situation zu leiden. Dabei gilt es aber auch, dem Betroffenen dennoch genug Halt zu geben, damit dieser trotz seiner Krankheit eine mögliche Normalität erfahren kann. Denn jede Hilfe ist wichtig für den Erkrankten, auch wenn sie zunächst noch so klein erscheint.

Da sich eine Psychose in vielen Fällen bereits über einen langen Zeitraum hinweg angekündigt hat, sind viele Familienangehörige im Laufe dieser Phase bereits ganz unbewusst in diese Krankheitsbegleitung hineingewachsen. Sie werden also nicht plötzlich damit konfrontiert, dass sich ihr Familienmitglied ab heute so ganz anders verhält. Dennoch muss auch die Gewissheit, dass es ab jetzt ein psychisch erkranktes Familienmitglied ist, von vielen erst noch verarbeitet werden.

Andererseits kann eine derartige Diagnose auch wie ein Befreiungsschlag wirken. Denn endlich weiß man, dass das Verhalten einen Grund hat. Und man weiß, dass es eine Perspektive gibt, dass sich der Zustand irgendwann verbessern wird. Außerdem ist man ab dem Tag der Diagnose nicht mehr völlig allein. Denn ab jetzt gibt es Hilfe von außen, einen hoffentlich verständnisvollen Therapeuten und möglicherweise auch eine Klinik, in der sich der Erkrankte wohl fühlt und seinen Gesundheitszustand annehmen und dennoch verbessern kann.

Während in früheren Jahren die Angehörigen in die Therapiekonzepte meistens nicht integriert wurden, werden sie mittlerweile immer häufiger in das Behandlungskonzept eingebunden. Sie werden nun nicht mehr als störende oder gar schuldige Familienangehörige ausgegrenzt, sondern werden vielfach als wertvolle Wegbegleiter der Erkrankten gesehen.

Ein besonderes Augenmerk wird mittlerweile auf die Kinder gerichtet, wenn ein Elternteil psychisch erkrankt ist. Denn sie sind der Erkrankung meistens völlig schutz- und hilflos ausgeliefert und erfahren in ihrer prägendsten Lebenszeit sehr einschneidende Erlebnisse, die gravierende Auswirkungen auf ihr weiteres Leben haben können. So können sie Schuldgefühle entwickeln, weil sie sich für den schlechten Gesundheitszustand der Eltern verantwortlich fühlen. Und wenn aufgrund eines psychotischen Schubes der gewohnte und direkte Kontakt zu dem erkrankten Elternteil nicht möglich ist, führt dies zu prägenden Verunsicherungen. Sie wollen in diesen Momenten wissen, warum sich der Vater oder die Mutter genauso und eben nicht anders verhält. Kinder brauchen in solchen Momenten altersgerechte Erklärungen und Hilfestellungen, damit sie in ihrer kindlichen Entwicklung keine bleibenden Störungen davon tragen. Möglicherweise ist es sinnvoll, das Kind auch therapeutisch zu begleiten, damit es möglichst unbeschadet aus der Situation hervorgehen kann.

Hilfreich ist oftmals auch das Hinzuziehen einer weiteren Bezugsperson, die möglichst aus der Familie rekrutiert werden kann wie beispielsweise die Großeltern oder Patentante. Auch die vorübergehende Betreuung in einer Pflegefamilie kann eine gute Alternative bedeuten. In einigen Städten gibt es Selbsthilfegruppen, in denen Kinder mit vergleichbaren Erlebnissen zusammenkommen und sich austauschen und gegenseitig unterstützen können.

Während die Betreuung von Kindern und Ehepartnern in den vergangenen Jahren deutlich verbessert wurde, ist hingegen die Therapieeinbeziehung von Geschwistern noch sehr selten. Sie sind in Behandlungskonzepten meistens einfach nicht vorgesehen, obwohl auch sie direkt mit dem Kranken konfrontiert werden, unter der Erkrankung leiden, aber auch eine große Stütze für das Familienmitglied bedeuten können. Denn in vielen Fällen fühlen sich die gesunden Geschwister aufgrund der Erkrankung sehr besorgt und verantwortlich für die kranke Schwester bzw. den kranken Bruder, sodass die Geschwister durch die Krankheitssituation näher zusammenrücken. Und je nach Vertrauensverhältnis untereinander sind es oftmals die Geschwister und eben nicht die Eltern, die die psychischen Auffälligkeiten bemerken und den Stein der Diagnostik und Suche nach professioneller Hilfe ins Rollen bringen.

Eine verständnisvolle Familie, die insbesondere während der Schübe eine emotionale Unterstützung bietet, ist für den Gesundungsprozess eine enorm wichtige Hilfe. Angehörige können dabei helfen, den Alltag zu meistern, die Symptomauswirkungen zu lindern und die jeweiligen Strategien zu begleiten. Sie sind wichtige Eckpfeiler, die zur Einhaltung von bestimmten Tagesabläufen sorgen und die regelmäßige Medikamenteneinnahme überwachen. Und sie können auch dazu beitragen, dass eine soziale Isolation verhindert wird, wenn der Beruf nicht mehr ausgeübt werden kann. Letztendlich passen nicht nur die Patienten selbst, sondern auch die Angehörigen ihre Lebensweise der Erkrankung an.

Denn unweigerlich führt eine psychische Erkrankung auch immer zu großen Veränderungen der gesamten Familie. Jedes Familienmitglied für sich trägt dazu bei, dass trotz der Krankheit ein relativ normales Leben möglich bleibt. Auch wenn das Leben nicht mehr so wie früher wird. Diese Erkenntnis wird fast jeder für sich irgendwann gewinnen. So schmerzhaft es für jeden Einzelnen auch sein wird.

Um auch die Familie im Umgang mit der Krankheit vorzubereiten, ist es sinnvoll, direkt zu Beginn entsprechende Beratungsgespräche zu führen. Dies fördert das Verständnis für das erkrankte Familienmitglied und hilft dabei, gewisse Unsicherheiten zu beseitigen, sodass sich viele Familien mit ihrem Schicksal nicht mehr allein gelassen fühlen.

Umgang der Mitmenschen mit einer Psychose

Psychosen werden als Schwäche ausgelegt, als eine Erkrankung, die nur psychisch labile Menschen bekommen. Und in unserer so leistungsorientierten Gesellschaft haben es Personen mit einer derartig angesehenen Schwäche nun mal schwer. Also versucht man als Betroffener, seine Erkrankung so lange wie möglich zu verschweigen. Am liebsten sogar vor seinen eigenen Angehörigen.

Dieses Kaschieren ist geradezu typisch für unsere heutige Gesellschaft. Probleme werden so lange wie möglich kaschiert, nach außen soll die heile Welt dargestellt werden, bloß keine Schwächen eingestehen oder Krankheiten, die ein schlechtes Image haben. So werden psychotische Personen oft zu guten Schauspielern und erlernen Kaschierungstaktiken, damit Außenstehende bloß nichts merken. Dies ist allerdings nur bis zu einem gewissen Punkt möglich, denn wenn Halluzinationen, Realitätsverlust oder Wahnvorstellungen auftreten, ist man seines Körpers nicht mehr Herr.

Ist es dennoch möglich, seine Krankheit zu kaschieren, so geschieht dies ganz besonders in der Zeit, in der man selbst noch gar nicht weiß, was mit einem eigentlich los ist. Denn wer von einer Psychose heimgesucht wird, wacht nicht morgens auf wie mit einer Grippe und weiß sofort: Aha, ich habe wohl eine Psychose. Nein, dies ist ein langer, langer Weg, weil eine Psychose oft erst sehr viel später diagnostiziert wird.

Neben dem Betroffenen selbst ist es auch die Familie, die sehr unter dieser Erkrankung leidet, die ‚man nicht sieht und nicht greifen kann' und der mit so vielen Vorbehalten begegnet wird. Besonders der Partner wird sehr gefordert, wenn er den Alltag mit einem psychotischen Menschen bewältigen muss.

Allerdings ist es meistens der Partner, der die größte Stütze ist. Und der das Gefühl vermitteln kann, immer da zu sein und die Erkrankung auch als solche anerkennt. Schwierig wird es für beide Seiten, wenn es Vorwürfe ‚hagelt', man solle sich nicht so anstellen, nicht den ganzen Tag auf der Couch oder gar im Bett verbringen, und immer wieder dieses ‚jetzt reiß dich doch mal zusammen'. Dies erzeugt letztendlich eine Mischung aus Druck und Verzweiflung, die den kranken Partner noch weiter hinein in sein Seelenloch befördern kann. Es ist vielmehr ganz wichtig, der psychotischen Person zu vermitteln, dass sie verstanden wird, und man ihre Erkrankung nicht anzweifelt. Es hilft ungemein, wenn der gesunde Partner gemeinsam mit zum Arzt geht, sich mit Literatur über die Krankheit eindeckt und versucht, gemeinsam den Weg der Genesung zu gehen.

Was häufig vernachlässigt wird, ist die Tatsache, dass auch das Leben des gesunden Partners möglicherweise komplett auf den Kopf gestellt wird. Dies wird schon allein dadurch bedingt, dass sich ein psychotischer Mensch mit seiner Persönlichkeit so stark verändert, dass er dem Partner als ein ganz fremder Mensch daherkommen kann. Da sind die Probleme, den haushaltlichen Alltag zu bewältigen, vergleichsweise noch die kleinsten Herausforderungen.

Die Phasen, in denen die Psychose mal wieder aus voller Wucht zuschlägt, sind somit nicht nur für den Betroffenen selbst eine unvorstellbare Höllenqual, sondern auch für den Partner eine Belastung unermesslichen Ausmaßes.

Er bemerkt voller Panik und Sorge, dass die Psychose wieder eingetroffen ist, der Partner lethargisch im Bett liegt, kaum ansprechbar ist, soziale Kontakte völlig meidet, seinen Arbeitsplatz mal wieder auf unabsehbare Zeit nicht aufsuchen kann, die Hausarbeit liegen lässt. Das Schlimmste jedoch ist diese Hilflosigkeit. Man will unbedingt helfen, die psychotische Phase zu überstehen, will dem kranken Partner zur Seite stehen, ihm am liebsten alle Lasten von den Schultern nehmen, aber man steht so machtlos und völlig verzweifelt vor dieser ganzen Situation, dass selbst gestandene Männer plötzlich in sich zusammenfallen können. Denn einen psychotischen Partner zu betreuen, lässt einen schließlich nicht kalt. Und besonders belastend wird der gesunde Partner es empfinden, wenn er dann noch bei sich selbst auslösende Faktoren sucht, und sich letztendlich noch (mit-)verantwortlich für die Erkrankung sieht.

Leider gibt es aber auch immer wieder die Erfahrungen, dass sich Familienangehörige und bisherige Freunde von dem psychotischen Menschen abwenden, sich nicht kümmern und durch Abwesenheit glänzen. Eine weitere Belastung für die erkrankte Person, wenn derartige menschliche Enttäuschungen noch zusätzlich zur Erkrankung hinzukommen. Dies fördert den Gesundungsprozess nicht, sondern ganz im Gegenteil.

Erst zu späteren Zeitpunkten wird es dem depressiven Menschen gelingen, sich mit dieser Situation auseinander zusetzen und es zu akzeptieren, dass man gerade in so bedrohlichen Lebenssituationen die wahren Freunde erkennt.

Dafür gesellen sich trotz Erkrankung in dieser Phase auch neue Bekannte und Freunde in das Leben und werden mitunter zu einer intensiv empfundenen Lebensbereicherung. Es kann auch sein, dass man sich auf die wenigen übrig gebliebenen Freunde und Bekannten beschränkt und diese Freundschaften nun als viel wertvoller, weil zuverlässiger und tiefgründiger empfindet.

Soziale Kontakte

Ein großes Problem bei einer psychotischen Erkrankung besteht immer in dem Verlust von Außenkontakten. Nicht nur, dass sich der Betroffene von sich aus zurückzieht und alte Freundschaften nicht mehr pflegt, sind es auch häufig die vermeintlichen Freunde selbst, die sich aufgrund des bizarren Verhaltens von diesen zurückziehen.

Eine fatale Situation, die unweigerlich im Laufe der Zeit zu einer völligen Isolation von der Außenwelt führt. Und je länger die Erkrankung anhält, desto mehr ist man am Ende sozial isoliert, was schließlich zu einer Verstärkung der Psychose und insbesondere einer Depression führen kann.

Doch durch die schwere Erkrankung wird es dem Betroffenen immer weniger möglich, weitere soziale Kontakte zu pflegen. Er fühlt sich völlig außerstande, bestehende Kontakte aufrecht zu erhalten, und sei es nur zu Nachbarn oder Sportfreunden. Und wenn man aufgrund der Psychose seinen Arbeitsplatz verloren hat, ist die Gefahr der Vereinsamung besonders groß.

Dabei beginnt diese Isolation ganz schleichend. Sind es anfangs nur vereinzelte Absagen von Einladungen und Verabredungen, so häufen sich diese mit dem Fortschreiten der Erkrankung. Auch Menschen, die vor der Erkrankung sehr aktiv waren, auf jeder Party zu Hause waren und die ein intensives Vereinsleben betrieben, sind von diesem sozialen Rückzug betroffen.

Wird dieses Verhalten anfangs von den Mitmenschen noch toleriert, dass man sich von seinen Verabredungen fernhält, so wird jedes weitere Fernbleiben zunehmend mit Missachtung und Unverständnis abgestraft. Unfairerweise wird dieses Fernbleiben als Desinteresse interpretiert mit der lauernden Gefahr, dass die totale soziale Vereinsamung ihren weiteren Lauf nimmt.

Für einen psychotisch erkrankten Menschen ist der Verlust sozialer Kontakte besonders fatal. Nicht nur, dass das soziale Eingebundensein zu einer besseren Lebensqualität führt, durch Kontakt zu anderen Menschen kommt es auch zu weniger psychotischen Auffälligkeiten.

Wer bereits durch seine Erkrankung derart vereinsamt ist, dass kaum noch Kontakte nach außen bestehen, wird die Aufnahme von zwischenmenschlichen Beziehungen möglicherweise erst wieder erlernen müssen. Dies kann dann ein wichtiger Baustein des psychotherapeutischen Behandlungskonzeptes sein.

Zu diesem Lernprozess gehört es auch, dass man Erfahrungen macht, dass manche Menschen den Kontakt mit einem psychisch Kranken meiden. Häufig ist dies auf Unsicherheit und Unwissenheit gegenüber der Psychose begründet. In diesen Fällen können ein Schritt nach vorn und eine umfassende Aufklärung über diese Erkrankung oft für beide Seiten Vorteile bringen.

Einfacher ist hingegen der Kontaktaufbau zu Gleichgesinnten. Denn wer selbst von einer Psychose betroffen ist, weiß selbst, wie sich diese Krankheit anfühlt, und wie man am besten mit ihr umgehen kann. Gleichgesinnte findet man am besten in Selbsthilfegruppen und in entsprechenden Internetforen.

So wertvolle verschiedene Internetforen zur Bewältigung einer Krankheit sind, so bergen sie doch gerade bei einer Psychose die große Gefahr einer weiteren sozialen Isolation. Bei ehemals Süchtigen kann sich das Internet als eine neue Sucht entwickeln.

Besonders gefährlich kann in der virtuellen Welt das Schlüpfen in andere Identitäten bei Kampf- und Rollenspielen sein. Dies gilt als eine absolute Gratwanderung bei psychotisch erkrankten Menschen, die aufgrund ihrer Krankheit ohnehin Probleme mit der Realitätsfindung haben und durch das Internet abermals mit einer irrealen Welt konfrontiert werden, wenn auch auf einer anderen Ebene.

Vorurteilen und Stigmatisierungen begegnen

Als psychotisch erkrankter Mensch leidet man nicht nur enorm unter dieser bedrohlichen Krankheit, sondern man wird zusätzlich noch mit sehr viel Unverständnis seiner Mitmenschen konfrontiert. Und da Psychosen auch heute noch tabuisiert werden und mit einem Stigma versehen sind, haben viele Betroffene Angst vor negativen Reaktionen aus ihrer Umgebung.

Besonders aufgrund des bizarren und befremdlich wirkenden Beschwerdebildes werden psychotisch erkrankte Menschen immer wieder mit Vorurteilen der Gesellschaft konfrontiert. Denn wenn ein Mensch nicht mehr weiß, wer er ist, Dinge hört, sieht und riecht, die für Außenstehende nicht vorhanden sind und Gedanken von sich gibt, die chaotisch wirken und logisch nicht nachvollziehbar sind, der wirkt auf die Gesellschaft verrückt und bedrohlich.

Erschwerend kommt hinzu, dass psychische Erkrankungen und allen voran Psychosen in den Medien oftmals falsch dargestellt werden und Irrtümer und Vorurteile verbreitet werden, die den Erkrankungen in keiner Weise gerecht werden.

Für die Betroffenen ist die Erkrankung also mehrfach belastend. Denn da ist nicht nur die eigentliche Erkrankung, die einen quasi sowieso schon per se aus der ,normalen Gesellschaft' herauskatapultiert, weil er ja nicht gesund ist.

Zusätzlich sind da auch noch die vielen Vorurteile und Stigmatisierungen, mit denen er dann zusätzlich konfrontiert wird.

Wer beispielsweise eine gesellschaftlich anerkannte Erkrankung wie Krebs, Diabetes oder Rheuma hat, dem wird viel Verständnis, Mitgefühl und Hilfe entgegengebracht. Bei einer psychischen Krankheit hält man am besten seinen Mund, weil man dann für sein weiteres Leben immer mit dieser Aufschrift auf der Stirn herumlaufen wird: Psychisch krank.

Durch die Erkrankung werden viele Betroffene zumindest vorübergehend erwerbsunfähig. Wenn sie von der Familie finanziell nicht aufgefangen werden, ist das Harz 4-Dilemma meistens nicht mehr aufzuhalten, und die Spirale dreht sich unweigerlich nach unten. Denn ohne Job gibt's nicht die gewünschte Wohnung, das soziale Umfeld nimmt aufgrund dieser ominösen Krankheit sowieso schon seit langem lieber Abstand, und ein neuer Arbeitsplatz ist sowieso erstmal in weite Ferne gerückt. Denn wer stellt schon einen psychisch Erkrankten ein? Die soziale Ausgrenzung sondergleichen ist eine unvorstellbar große zusätzliche Belastung, der fast jeder psychisch Erkrankte ausgesetzt ist.

Wer in der Öffentlichkeit und in seinem Umfeld als verrückt und irre gilt, der hat es also irre schwer.

Ein psychisch Erkrankter wird durch seine Krankheit also mehrfach ‚bestraft' oder auch gefordert, je nachdem, wie man es sehen will. Er steckt in einem ziemlichen Dilemma, denn wie schafft man es, diesen Teufelskreis der Diskriminierung zu durchbrechen?

Aus Angst vor Vorurteilen und negativen Auswirkungen wie beispielsweise ein drohender Arbeitsplatzverlust oder Mobbing aufgrund der Erkrankung verschweigen die Betroffenen ihre Psychose, was allerdings eine weitere Belastung und enorme Anstrengung bedeutet.

Oftmals bleibt einem als Betroffener aber gar nichts anders übrig, als den Schritt nach vorn zu wagen und gnadenlos Aufklärungsarbeit zu leisten. Aufräumen mit den lästigen Vorurteilen und zeigen, dass man zwar krank, aber dennoch nicht verrückt und unberechenbar ist. Das fängt im Kleinen an, indem man das eigene Umfeld über die Wirklichkeit dieser Krankheit aufklärt. Und wenn sich von den guten Freunden dennoch einige abwenden, die sollten es dann auch nicht wert sein, sie noch weiterhin als Freunde zu bezeichnen.

Sie werden sehen: Genau in den Zeiten solcher Schicksalsjahre zeigt sich, wer ein wahrer Freund ist! Und Sie werden sich wundern, wer wirklich zu Ihnen halten wird und wer nicht. Seien Sie auf so manche Überraschung vorbereitet. Natürlich wird da auch die eine oder andere Enttäuschung auf Sie warten. Aber voller Freude werden Sie feststellen, dass auch viele neue wahre Freunde hinzukommen. Nämlich Menschen, die sie ohne Ihre Erkrankung niemals kennengelernt hätten.

Wenn Sie trotz Ihrer Psychose noch im Arbeitsalltag eingebettet sind, so ist dies ein absoluter Glücksfall. Im Umgang mit dem Arbeitsplatz gibt es sehr unterschiedliche Erfahrungen. Meistens ist es so, dass man mit großen Anstrengungen versucht, die Erkrankung zu kaschieren. Man überspielt viele krankheitsbedingten Situationen beispielsweise mit Humor oder versucht, seine krankheitsbedingten Schwächen durch noch mehr Leistung auszugleichen, um sich unentbehrlich zu machen und seinen Arbeitsplatz zu sichern.

Denn gerade der Erhalt des Arbeitsplatzes kann für den Gesundungsprozess eine so enorm wichtige Rolle spielen. Er gibt nicht nur die finanzielle Sicherheit und gesellschaftliche Anerkennung, sondern bildet ein wichtiges Gerüst, das trotz der schweren Erkrankung eine Tagesstruktur ermöglicht.

Verliert man dieses Gerüst, indem der Arbeitsplatz aufgegeben werden muss, so fehlt diese wichtige Alltagsstruktur. Gleichzeitig verliert man auch wertvolle soziale Kontakte, denn nach dem Verlassen der Firma verflüchtigen sich diese meistens viel schneller als man denkt.

Ein offener Umgang mit der Krankheit am Arbeitsplatz wäre natürlich wünschenswert, weil es einerseits der Erkrankung gerechter würde, außerdem aber auch für den Betroffenen selbst eine große Erleichterung bedeuten könnte. Denn immer wieder seine Krankheit verheimlichen zu müssen, bedeutet eine unvorstellbare Anstrengung, die zu einer enormen Belastung werden kann. In Zeiten von Mobbing und Angst vor dem Arbeitsplatzverlust ist es jedoch trotzdem meistens das Verleugnen der Erkrankung die Variante, die man wählt, um seinen Job behalten zu können.

Zurück ins neue alte Leben

Wenn die Psychose erfolgreich behandelt wird, geht es irgendwann darum, wieder ins ‚normale Leben' einzutauchen. In eine Welt, die dem Patienten in der Vergangenheit zunehmend fremd erschien und mit seiner eigenen Wirklichkeit nicht viel gemeinsam hatte.

Mit großer Spannung, Angst und Aufregung wird dem Tag X, an dem man wieder in die Schule oder an den Arbeitsplatz zurück kehren möchte, entgegengefiebert. Besonders die Angst, ob man diesem großen Schritt in das neue alte Leben gewachsen ist, kann die Freude über die erreichten gesundheitlichen Erfolge deutlich schmälern.

Denn da sind so viele Unsicherheiten vorhanden, die die Integration in die gesunde Gesellschaft mit so vielen Fragezeichen versehen. Wie werden die Arbeitskollegen oder Mitschüler reagieren? Bekommt man noch denselben Sitzplatz in der Schule wie vor der Erkrankung? Welche Gespräche stehen an? Wird der Klassenlehrer oder Chef einen willkommen heißen, oder weiß dieser gar nicht, dass man an einer Psychose erkrankt ist?

Während man die Zeit der Gesundung in seiner beschützten Umwelt mit verständnisvollen Familienmitgliedern und Freunden verbracht hat, ist dieser in der neuen Welt nicht vorhanden. Man ist auf sich allein gestellt, wird möglicherweise vielen Fragen ausgesetzt und vielleicht auch Ausgrenzungen von einigen Mitmenschen erfahren.

Um sich von den vielen möglichen Situationen nicht überfordert zu fühlen, ist es wichtig, sich auf diesen Tag X gut vorzubereiten. Wenn Sie in psychologischer Behandlung sind, bitten Sie Ihren Therapeuten um entsprechende Hilfestellungen.

Erkundigen Sie sich bei verschiedenen Sozialversicherungsträgern über eventuelle Wiedereingliederungsmaßnahmen. Diese verhelfen dazu, wieder schrittweise in einen Arbeitsalltag integriert zu werden. Dabei geht es um das Erlernen fester Strukturen, eines geregelten Arbeitsablaufes und den Umgang mit Arbeitskollegen. In einigen Kliniken werden arbeitstherapeutische Rehabilitationen angeboten, die die Wiedereingliederung in den Arbeitsalltag vereinfachen sollen. Auch für Schüler gibt es in einigen Kliniken entsprechende Angebote wie Klinikschulen, die dazu verhelfen, wieder in den Schulalltag zurückzukehren.

Eine Wiedereingliederung ist zwangsläufig mit mehr Stress verbunden. Da Stress jedoch Rückfälle provozieren kann, sollte dieser nicht ausarten bzw. sind entsprechende Entspannungsphasen wichtig, um den Stress abzufedern. Auch wenn Sie dazu neigen, sich schnell zuviel Arbeit aufzubürden, greifen Sie rechtzeitig ein, indem Sie Ihre Kräfte sinnvoll einteilen. Das Arbeitspensum sollte niemals ihre gesundheitliche Leistungsfähigkeit überfordern.

Halten Sie während Ihrer Eingliederungsphase einen besonders engen Kontakt zu Ihrem Therapeuten, und sprechen Sie sofort Probleme an, wenn sich diese am Arbeitsplatz oder in der Schule auftun.

Wenn Sie feststellen, dass sich seit der Aufnahme der Wiedereingliederung Ihr Gesundheitszustand wieder verschlechtert, handeln Sie konsequent, und treten Sie kürzer. Suchen Sie gegebenenfalls nach einer anderen Möglichkeit, berufstätig zu sein. Vielleicht können Sie eine berufliche Tätigkeit von zu Hause aus ausüben, die Ihnen mehr Freiräume lässt als in einem Büro mit geregelten Abläufen und festgelegten Arbeitszeiten. Oder reduzieren Sie Ihre Stundenzahl vorübergehend, wenn Sie Ihren Job behalten möchten. Bedenken Sie aber immer, dass Sie sich Ihren jetzigen gesundheitlichen Zustand mit viel Mühe erarbeitet haben und dieser nicht durch falschen Ergeiz riskiert werden sollte.

Selbsthilfegruppen – eine oft unterschätzte großartige Hilfe

Man ist nicht allein – das ist oft die erste Erkenntnis, die man gewinnt, wenn man sich einer Selbsthilfegruppe anschließt, in der man Gleichgesinnte trifft.

Der Erfahrungsaustausch mit ebenso erkrankten Menschen ist oft eine unvorstellbare Hilfe. Denn gerade bei einer Krankheit, über die niemand gerne spricht, bedeutet der Kontakt zu Gleichgesinnten eine wertvolle große Stütze.

Dies gilt umso mehr, wenn das ‚Aufgehobensein' auf ärztlicher Seite fehlt, und es in der behandelnden Arztpraxis hauptsächlich um die ‚technische Abwicklung' der Krankheit geht. Aber auch als Ergänzung zur ärztlichen Beratung ist eine Selbsthilfegruppe äußerst wertvoll.

Menschen, die sich Selbsthilfegruppen anschließen, haben gemeinsam, dass sie sich mit Gleichgesinnten austauschen möchten, Ratschläge suchen und auch welche geben möchten. Selbsthilfe ist Geben und Nehmen, man teilt die Probleme und steht nicht mehr allein mit seinen Sorgen. Die wichtigste Voraussetzung zur Teilnahme ist der Wille, dass man sich selbst helfen möchte, denn nur mit Eigenverantwortung wird die Mitgliedschaft in einer Selbsthilfegruppe von Erfolg gekrönt sein.

Oft thematisieren die Gruppen bestimmte Erkrankungen wie beispielsweise Rheuma, Diabetes, Krebs, Suchterkrankungen und viele mehr. In einigen Städten gibt es auch Selbsthilfegruppen, die auf psychische Erkrankungen spezialisiert sind.

Wenn Sie neu zu einer Gruppe stoßen, können Sie davon ausgehen, dass Ihre Leidensgenossen Ihnen schon einige Zeit an Erfahrung voraushaben. Sie kennen möglicherweise gute medizinische Tipps, können Ihnen wertvolle Adressen empfehlen und auf Ihre Probleme eingehen, wie kein anderer. Denn wer kann einen besser verstehen als jemand, der dieselben Probleme hat wie man selbst?

Ratschläge, die Sie in gut organisierten Gruppen erhalten, sind oft so wertvoll, dass Sie sich womöglich ärgern werden, den Schritt in eine Selbsthilfegruppe nicht schon viel eher gegangen zu sein. Möglicherweise hätte Ihnen das viel Leid, Zeit und Geld erspart, wenn Sie das hier erlangte Wissen schon viel früher erhalten hätten.

Selbsthilfegruppen sind häufig sehr gut ausgestattet mit Informationsbroschüren, die Sie sonst woanders nur mühsam erhalten würden. Sie sind außerdem auch oft sehr gut informiert über neue wirksame Therapien, können Ihnen gute Tipps geben, wie man Nebenwirkungen am besten reduzieren kann, und welche Informationen im Umgang mit der Krankenversicherung und eventuell dem Rentenversicherungsträger wichtig sind.

Aus Erfahrung zeigt sich immer wieder, dass der Austausch mit Gleichgesinnten eine enorme Unterstützung sein kann. Denn bei den von ebenfalls an einer Psychose erkrankten Personen können Sie sicher sein, dass Sie eine ehrliche Meinung ohne weitere Interessen kundtun. Und außerdem erfahren Sie hier auch meistens ganz unverblümt und ehrlich, welche Therapieverfahren bei anderen Betroffenen geholfen haben beziehungsweise nutzlos oder gar schädlich wirkten. Auch die hier erhältlichen Empfehlungen über gute Therapeuten und Kliniken sind mit Geld nicht zu bezahlen.

Ob in Ihrer Nähe eine für Sie passende Selbsthilfegruppe existiert, erfahren Sie über das Gesundheitsamt Ihrer Stadt oder Ihres Kreises. Wenn Sie keine passende Gruppe in Ihrer Region finden, können Sie selbst auch die Initiative übernehmen und eine Gruppe gründen.

Psychosen vorbeugen

Wie bereits beschrieben, geht der eigentlichen Erkrankung in der Regel ein zeitlich sehr langes Vorstadium voran. Bereits hier ist eine Veränderung des Betroffenen oft sehr deutlich. Zum gegenwärtigen Zeitpunkt erfolgt in aller Regel eine Behandlung erst dann, wenn die Psychose akut und ausgebrochen ist. In diesem Fall hat sie aber bereits eine lange Entwicklungsphase hinter sich. Und obwohl Psychosen heute viel erfolgreicher behandelt werden können als noch vor einigen Jahren, kann diese heute gängige und recht spät einsetzende Behandlung bestimmte soziale Begleiterscheinungen nur noch in sehr geringem Maße, wenn überhaupt, beeinflussen. Dazu zählen für den Betroffenen so schwerwiegende Folgen wie das Scheitern einer Beziehung oder der Abbruch der Ausbildung, um nur zwei Beispiele zu nennen.

Daher wird immer stärker darauf gesetzt bereits früh das Risiko einer Psychose zu erkennen und zu behandeln, um den Ausbruch einer Psychose entweder ganz zu verhindern oder doch zumindest hinauszuzögern. Ein gutes Beispiel für diesen neuen Trend ist die Früherkennungsambulanz im FrühErkennungs- und TherapieZentrum (FETZ) München. Weitere solche Einrichtungen finden Sie im Internet. In der Regel bieten sie online verfügbare Checklisten für den Selbsttest bezüglich möglicher Anzeichen und Veränderungen an. Oft besteht das Serviceangebot auch in kostenlosen ambulanten Beratungen, der sich eine ausführliche medizinisch-psychiatrische und psychologische Diagnostik anschließen kann.

Bei solchen Anlaufstellen erhalten Sie auch Informationen und Angebote zu bestimmten Trainingsprogrammen zur Vorbeugung psychotischer Erkrankungen und dem Umgang mit Problemen. Auf Grundlage des bereits erläuterten Vulnerabilitäts-Stress-Konzeptes zielen derartige Programme in aller Regel darauf ab, die Stressbelastung zu verringern und verschiedene Formen der Stressbewältigung einzuüben, sowie den Umgang mit den Symptomen zu erleichtern.

Doch auch Sie selbst können bei den ersten Anzeichen durchaus etwas für sich tun. Da die Entstehung von Psychosen immer noch mit einer starken Stressbelastung in Zusammenhang gebracht wird, ist es wichtig, den Stresspegel zu reduzieren oder den eigenen Umgang mit dem Stress genauer unter die Lupe zu nehmen. Generell sind alle Maßnahmen, die die Stressbelastung senken, zu empfehlen.

Sport ist beispielsweise ein ausgezeichnetes Mittel. In Studien konnte gezeigt werden, dass besonders Ausdauersport, wenn er regelmäßig und maßvoll durchgeführt wird, ausgesprochen positive Effekte zeigt und den Übergang zu schweren psychischen Störungen sogar verhindern kann. Diese Untersuchungen belegen diese Effekte bei Depressionen, Angst- und Panikstörungen, Suchtmittelmissbrauch und schizophrenen Störungen.

Da jedoch Sport bislang nur selten bewusst therapeutisch eingesetzt wird, sollten Sie selbst die geeignete Sportart für sich auswählen. Spezielle Risiken existieren nicht. Wenn Sie jedoch bereits Medikamente einnehmen, sollten Sie bedenken, dass diese mitunter Ihre Schnelligkeit, Ihr Reaktionsvermögen und Ihr Koordinationsvermögen beeinflussen können. Wichtig ist auch, dass Sie sich realistische und Ihrem Leistungsniveau angepasste Ziele setzen. Vermeiden sollten Sie starke Wettkampforientierung und extreme Belastungen.

Wählen Sie aus dem großen Angebot von Ausdauersportarten diejenigen aus, die Ihnen am meisten Spaß machen. Prinzipiell ist es egal, ob Sie Sport in der Gruppe oder allein betreiben. Es hat sich allerdings gezeigt, dass die Motivation und das Durchhaltevermögen höher sind, wenn in einer Gruppe geübt wird. Zu groß ist der innere Schweinehund oft, wenn man allein übt.
Doch nicht nur Ausdauersportarten sind von großem Nutzen. Auch Sportarten und Bewegungsformen, die den Körper zur Ruhe bringen, können helfen, die Auswirkungen von Stress zu vermindern.

Obwohl es immer noch geteilte Meinungen darüber gibt, ob sich Yoga und Meditation für Patienten mit Psychosen eignen, konnte in Studien gezeigt werden, dass gerade Übungsformen mit einer Konzentration auf die Atmung, also Atemübungen in unserem Verständnis, bei Depressionen und Psychosen durchaus positive Wirkungen zeigen. Wichtig ist jedoch, dass es sich hierbei um spezielle Formen des Yoga handelt, die bei bereits akut ausgebrochenen Psychosen Verwendung finden. In der Vorphase können jedoch auch traditionellere Formen zum Stressabbau genutzt werden. Auch andere hauptsächlich aus dem asiatischen Raum stammende Übungsformen, wie beispielsweise Tai Chi haben positive Auswirkungen auf die Stressbelastung des Körpers.

Wichtig ist, dass Sie sich in Phasen großer Belastung bewusst Zeit für sich nehmen und abschalten.

Ob eine Prävention einer Psychose von Erfolg gekrönt sein wird, ist von verschiedenen Faktoren abhängig. Wenn man beispielsweise bedenkt, dass eine Schizophrenie durch eine Kombination von biologischen, psychologischen und umweltbedingten Komponenten ausgelöst wird, sind einige dieser Einflüsse nicht immer zu verhindern. Wird die Psychose allerdings durch Drogen verursacht, so hat man es letztendlich selbst in der Hand, eine weitere Psychose zu verhindern, indem man auf weiteren Drogenkonsum verzichtet.

Vorbeugung einer Psychose im Überblick:

- Vermeiden Sie den Konsum von Alkohol, Zigaretten und Drogen.

- Lang andauernder Stress erhöht das Risiko einer Psychose deutlich. Reduzieren oder vermeiden Sie Stress.

- Sorgen Sie für regelmäßige Entspannung wie u. a. mit Yoga, Meditation oder Muskelrelaxation nach Jacobson.

- Da Depressionen das Risiko einer Psychose erhöhen, ist es wichtig, diese zu verhindern.

- Sorgen Sie für ausreichenden und erholsamen Schlaf.

- Sorgen Sie für regelmäßigen Sport. Durch Bewegung wird das stimmungs-aufhellende Serotonin produziert und somit einer Depression vorgebeugt.

- Schließen Sie sich einer Selbsthilfegruppe an, sodass Sie sich mit Gleichge-sinnten austauschen können.

- Beobachten Sie Ihre Symptome regelmäßig und konsultieren Sie Ihren Arzt, sobald sich diese verstärken.

- Vermeiden Sie unnötige Aufregung.

Rückfälle und Krisen verhindern

Da jeder Patient, der einmal in seinem Leben eine Psychose erfahren hat, Gefahr läuft, irgendwann einen Rückfall zu erleiden, ist es wichtig, bestimmte Vorkehrungen zu treffen.

Die Angst vor einem Rückfall ist leider sehr begründet, insbesondere dann, wenn bestimmte Vorkehrmaßnahmen wie eine regelmäßige Neuroleptikaein-nahme und Psychotherapien nicht erfolgen. Für alle Beteiligten ist eine Rück-fallsituation völlig belastend und lässt Ängste und Panik aufkommen, dass diese Krankheit niemals aufhören wird. Emotionen aus der Vergangenheit keimen wieder auf und bringen Erinnerungen hervor, die sich auf dramatische psychosebedingte Situationen der Vergangenheit beziehen.

Um Rückfälle zu vermeiden, ist es wichtig, bestimmte Vorkehrungen zu ergreifen. Als beste Prophylaxe gilt die regelmäßige Medikamenteneinnahme. Man weiß mittlerweile, dass bei einer regelmäßigen Einnahme nur 2 von 10 Personen einen Rückfall erleiden. Wird auf die Einnahme verzichtet, kommt es immerhin bei 8 von 10 Betroffenen zu einem Rückfall, was einer Rückfallquote von 80 % entspricht. Diese aussagekräftigen Zahlen zeigen, wie wichtig also Medikamente als Prophylaxe sind.

Außerdem weiß man auch, dass Personen, die Antipsychotika schlagartig absetzen, früher oder später einen Rückfall erleiden. Das Fatale an dieser Situation ist nicht nur der eigentlich Rückfall, sondern dass in der Folge meistens eine höhere Dosierung der Medikamente erforderlich wird. Denn nur so lässt sich bei einem Rückfall das Stabilitätsniveau erreichen, das vor dem Absetzen vorhanden war. Viele Betroffene lassen sich durch das zunächst verbesserte Wohlbefinden blenden, das nach dem Absetzen der Medikamente in den ersten Tagen bemerkbar macht. Dieser Zustand dauert häufig bis zu 4 Wochen lang an, bis sich dann die ersten Anzeichen eines Rückfalls bemerkbar machen.
Die bisherigen Erfahrungen mit Antipsychotika zeigen ganz deutlich, dass diese also nicht nur die aktuellen Symptome lindern, sondern auch in vielen Fällen Rückfälle vermeiden können.

Zwar können die Neuroleptika einen wichtigen Schutz bieten, eine Garantie bedeuten sie jedoch nicht. Dennoch birgt das Absetzen der Medikamente große Gefahren und kann zu einem schnellen Wiederauftreten der Symptome führen.

Neben der langfristigen Einnahme von Neuroleptika kann durch gleichzeitige Psychotherapie, Soziotherapie und Psychoedukation das Risiko eines Rückfalls reduziert werden. Hierfür ist es erforderlich, dass der Patient von seinen Therapeuten engmaschig betreut wird, um das vorgesehene Behandlungs-konzept konsequent einhalten zu können.

Gemeinsam mit dem Betroffenen und dessen Angehörigen sollte eine Art Krisenplan erarbeitet werden. Dieser sollte beinhalten, was zu tun ist, wenn tatsächlich ein plötzlicher Rückfall eintritt.

Kontakte zu Gleichgesinnten in einer Selbsthilfegruppe können wichtige Anlaufstellen für die Betroffenen bedeuten. Hier trifft er auf ebenfalls psycho-tisch erkrankte Personen, die ganz ähnliche Erfahrungen hinter sich haben wie der Betroffene selbst. Dies schafft eine sofortige Vertrauensbasis und ein Verständnis, das man anderweitig kaum finden wird.

Bei Suchtpatienten, die von einer Psychose betroffen sind, besteht nicht nur die Gefahr eines erneuten Psychoseschubes, sondern auch die Gefahr, dass jederzeit ein Drogenrückfall eintreten kann. Die beste Prävention vor eines erneuten psychotischen Schubes bei besteht jedoch in der Vermeidung von entsprechenden Substanzen.

Unabhängig von der Ursache der Psychose ist es aus prophylaktischer Sicht wichtig, dass der Erkrankte mit alltäglichen Aufgaben nicht überfordert wird. Hier gilt es, die Belastungen nur schrittweise zu erhöhen und gleichzeitig immer für ausreichende Erholungsphasen zu sorgen. Um diese Balance zu finden, sollte man die Belastungen immer der aktuellen körperlichen und seelischen Verfassung des Betroffenen anpassen.

Prognose

Wie gut die Behandlung einer Psychose verläuft, ist in vielen Fällen davon abhängig, wie frühzeitig diese begonnen wird. Denn je schneller der Patient eine adäquate Therapie erfährt, desto längerfristiger hält der Behandlungs- erfolg in der Regel an.

Häufig ist der Krankheits- bzw. Genesungsverlauf auch davon abhängig, welche Ursache zugrunde liegt und inwieweit diese beseitigt werden kann. Gelingt es, die Ursache aufzulösen, können bei vielen Patienten bereits geringe Dosierungen der Neuroleptika für einen erfolgreichen Gesundungsprozess ausreichen.

In Einzelfällen und bei Schizophrenie muss die Medikamenteneinnahme in der Regel lebenslänglich erfolgen, um die Symptome unter Kontrolle halten zu können.

Bei einer Schizophrenie kann man während der ersten zwei Jahre auf eine spontane Heilung hoffen. Wenn die Erkrankung allerdings über einen Zeitraum von über 5 Jahren kontinuierlich andauert, ist nicht mehr mit einer Remission zu rechnen. Während die katatonen Schizophrenieformen die besten Heilungs- prognosen haben, sind die Aussichten bei einer hebephrenen und paranoiden Form nur sehr gering.

In Abhängigkeit davon, ob es während der Erkrankung zu einem Intelligenz- abbau oder gravierenden bleibenden Persönlichkeitsveränderungen gekommen ist, können viele Patienten nach der Heilung wieder vollständig in das ‚normale Leben' integriert werden.

In vielen Studien wurde herausgefunden, dass eine Rückfallquote im ersten Jahr nach einer Psychose bis zu 80 % beträgt. Diese Rückfallgefahr lässt sich nach bisherigen Erfahrungen mit der Einnahme von Antipsychotika auf ca. 50

% reduzieren. Wenn die Therapie durch weitere Behandlungsverfahren wie einer Psychotherapie oder Soziotherapie flankiert wird, kann das Rückfallrisiko noch weiter reduziert werden.

Nach derzeitigem Kenntnisstand geht man davon aus, dass insbesondere ein Verzicht auf eine medikamentöse Behandlung die Wahrscheinlichkeit eines Rückfalls enorm erhöht.

Da die Psychose äußerst individuell verläuft, ist eine genaue Prognose niemals im Vorfeld möglich.

Häufige Fragen

Was ist die Ursache einer Psychose?

Die Wissenschaft ist sich bei der Beantwortung der Frage nach der Entstehung von Psychosen nicht 100 %-ig sicher, aber alles weist darauf hin, dass es für die Entstehung einer Psychose nicht nur eine einzelne Ursache gibt. Vielmehr scheint es ein Zusammenspiel verschiedener Faktoren zu geben. Insbesondere regelmäßiger Drogenkonsum gilt als einer der wesentlichsten Auslöser der Erkrankung.

Was kann man selbst tun?

Vermeiden Sie zusätzliche gesundheitsschädliche Substanzen, und sorgen Sie für eine gesunde Lebensführung in Form von regelmäßiger Bewegung, Stressreduzierung, ausgewogener Ernährung und ausreichend Schlaf. Falls verordnet, gehen Sie zu den regelmäßigen Therapiesitzungen, und nehmen Sie Ihre verordneten Medikamente vorschriftsmäßig ein.

Muss ich das Rauchen aufgeben?

Als eine (mit-) auslösende Ursache der Psychose gilt das Einwirken von Schadstoffen. Um den Körper nicht noch weiter zu belasten, sollte das Rauchen eingestellt werden.

Wie gefährlich ist eine Psychose?

Psychosen können dazu führen, dass die Patienten nicht mehr in der Lage sind, für sich selbst zu sorgen. Wenn die Erkrankung nicht behandelt wird, können die Betroffenen sich selbst sowie anderen Menschen Schaden zufügen.

Wie weiß ich, ob meine Psychose einen schweren Verlauf nehmen wird?

Grundsätzlich lässt sich ein Verlauf der Psychose nie voraussagen.

Gibt es Präparate aus der Naturheilkunde?

Es gibt einige flankierende Maßnahmen wie beispielsweise die Homöopathie und Omega-3-Fettsäuren, die die schulmedizinische Behandlung unterstützen können. Aber es sind derzeit keine Möglichkeiten bekannt, die eine alleinige naturheilkundliche Behandlung möglich machen würden. Anders verhält es sich, wenn als Ursache der Psychose eine chronische Vergiftung ausgemacht wird. Hierbei bildet eine ganzheitliche Entgiftung die Behandlungsbasis.

Was passiert mir, wenn ich keine Medikamente einnehme?

Da der Verlauf der Erkrankung sehr individuell ist, kann dies nicht pauschal beantwortet werden. Wenn Sie die verordneten Medikamente nicht vertragen, fragen Sie Ihren Arzt, ob in Ihrem Fall eventuell (vorübergehend) auf eine Medikamenteneinnahme verzichtet werden kann. Lassen Sie sich aber auch erklären, welche möglichen Folgen eintreten können, wenn auf die Medikamente verzichtet wird. Vielleicht kann das verordnete Medikament in einer niedrigeren Dosierung verabreicht werden.

Was ist mit einer Teilnahme am Straßenverkehr?

Wer sich hinter ein Steuer setzt, muss gesundheitlich dazu in der Lage sein. Bei einer Psychose kann das Reaktionsvermögen des Patienten deutlich einge-schränkt sein, sodass eine Teilnahme am aktiven Straßenverkehr unmöglich werden kann.

Mithilfe einer neuropsychologischen Untersuchung sollten die gesundheitlichen Voraussetzungen abgeklärt werden, ob das Führen eines Fahrzeuges möglich ist.

Während einer akuten Psychose und bei starken Nebenwirkungen der Neuroleptika sollte man selbstkritisch auf das Fahren verzichten.

Wie lange dauert die Krankheit an?

Diese Frage kann nicht einheitlich beantwortet werden, weil der Verlauf der Psychose sehr individuell ist. Während es bei den meisten Patienten zu einer völligen oder zumindest teilweisen Heilung kommt, müssen andere lebenslang behandelt und betreut werden.

Wie lange muss ich Antipsychotika einnehmen?

Wie lange die Einnahme von Antipsychotika erforderlich ist, hängt von der Entwicklung der Erkrankung ab und kann nicht allgemein gültig vorausgesagt werden. Während sich bei einigen Patienten die Psychose ohne jegliche Behandlung zurückbildet, kommt es bei anderen nach einer kurzfristigen Antipsychotikabehandlung zur Remission. In schwerwiegenden Fällen ist die Einnahme allerdings über einen langen Zeitraum oder sogar lebenslänglich erforderlich.

Vorbereitung für Ihren Arzttermin

Bei Verdacht auf eine psychische Erkrankung ist zunächst Ihr Hausarzt die erste Anlaufstelle. Er wird anhand verschiedener Diagnostikverfahren versuchen, die Ursache für Ihre gesundheitlichen Beschwerden herauszufinden. Normalerweise wird er Ihnen anschließend eine Überweisung an einen Spezialisten für psychische Erkrankungen ausstellen.

In einigen Fällen ist es ratsam, direkt einen Psychiater aufzusuchen. Besonders in Notsituationen ist dieser häufig die bessere Anlaufstelle, weil er tagtäglich mit psychisch erkrankten Menschen zu tun hat und deren Bedürfnisse besser zuordnen kann.

Wie Sie sicherlich schon aus eigener Erfahrung wissen, ist die Zeit in den Arztpraxen äußerst knapp. So ist man gut beraten, sich im Vorfeld möglichst gut auf den Termin vorzubereiten. Dies ermöglicht eine gezieltere Diagnostik und eine dementsprechend erfolgreichere Behandlung. Und Sie können außerdem sicherer sein, dass Sie auch wirklich alle Fragen beantwortet bekommen, wenn Sie sich gut auf Ihren Arztbesuch vorbereiten.

Machen Sie sich am besten vorher ein paar Notizen, die Sie zu Ihrem Termin mitnehmen. Denn in der Hektik und vielleicht auch in der Aufregung vergisst man dann schnell mal die eine oder andere Frage. Schreiben Sie zuerst die wichtigsten Fragen auf, und setzen Sie die weniger wichtigen Notizen ans Ende Ihrer Auflistung. Denn falls die Zeit im Behandlungszimmer doch zu knapp sein sollte, bekommen Sie zumindest die wichtigsten Fragen beantwortet.

Und sollten Sie die eine oder andere Antwort nicht verstehen, so fragen Sie ungeniert nach. Scheuen Sie sich dabei nicht, auch mal nach der deutschen Übersetzung des medizinischen Fachjargons zu fragen. Denn was hilft es Ihnen, wenn Sie die Hälfte gar nicht verstehen, der Arzt es aber gar nicht bemerkt?

Je besser Ihre Liste vorbereitet ist, desto erfolgreicher und für Sie zufriedenstellender wird Ihr Arztbesuch verlaufen. Sollten Sie sich nicht in der Lage sein, eine Liste aufzustellen, bitten Sie einen Angehörigen oder guten Freund, dies für Sie zu übernehmen. Überlegen Sie auch, ob es für Sie eine sinnvolle Unterstützung sein könnte, denjenigen zum Arztbesuch mitzunehmen. Er kann dem Arzt Ihren Gesundheitszustand aus seiner Perspektive vermitteln und so einen wertvollen Beitrag dazu leisten, Ihr Krankheitsbild genau aufzuschlüsseln.

Außerdem kann er Ihnen dabei behilflich sein, die vielen neuen Informationen, die Ihnen Ihr Arzt möglicherweise vermittelt, besser aufzunehmen. Denn man ist in so einer Situation leicht überfordert, vergisst wichtige Details oder nimmt einige Dinge überhaupt nicht wahr.

Damit Sie sich auf Ihren Arzttermin vorbereiten können, nutzen Sie die folgende Auflistung:

- Fragen Sie die Arzthelferin ein paar Tage vor Ihrem Termin, ob bestimmte Vorbereitungen Ihrerseits erforderlich sind. Dies kann z. B. bedeuten, dass Sie nüchtern in der Praxis erscheinen oder bestimmte Medikamente kurzfristig nicht einnehmen sollen.

- Notieren Sie alle gesundheitlichen Beschwerden, auch wenn sie vordergründig gar nicht mit einer Psychose in Zusammenhang zu stehen scheinen. Haben Sie häufig Kopfschmerzen, Konzentrationsstörungen, oder sind Sie oftmals unerklärlich müde? Oder sind Sie ängstlich oder depressiv? Je genauer Sie Ihren gesundheitlichen Zustand beschreiben, desto hilfreicher sind Ihre Informationen für den Arzt.

- Notieren Sie alle Veränderungen, die Sie in letzter Zeit an sich beobachtet haben wie beispielsweise eine unerklärliche Gewichtsabnahme, Hautveränderungen oder psychische Auffälligkeiten.

- Notieren Sie alle persönlichen Situationen, die für Sie in letzter Zeit eine große Belastung dargestellt oder eine einschneidende Veränderung Ihrer Lebenssituation mit sich gebracht haben.

- Erstellen Sie eine Liste mit allen Medikamenten und Nahrungsergänzungsmitteln, die Sie einnehmen. Notieren Sie auch, wie lange und in welcher Dosierung Sie diese bereits verwenden. Auch das Mitbringen der Beipackzettel kann hilfreich sein, um eventuelle Nebenwirkungen in Erfahrung zu bringen.

- Notieren Sie auch, wenn es in letzter Zeit zu Veränderungen in Ihrem Leben gekommen ist wie ein Wohnortwechsel, Trauerfall in der Familie oder Arbeitsplatzverlust.

- Haben Sie noch bestimmte Fragen an Ihren Arzt? Schreiben Sie jede Frage auf, denn Sie ärgern sich, wenn Sie zu Hause feststellen, dass Sie vergessen haben, eine Frage zu stellen.

Fragen, die für die Diagnostik und Therapie der Psychose wichtig sein könnten, sind beispielsweise die folgenden:

- Welche Untersuchungen werden durchgeführt?

- Was hat möglicherweise meine Symptome verursacht?

- Welche Behandlungsmöglichkeiten gibt es?

- Welche Medikamente muss ich nehmen und wie lange?

- Unter welchen Umständen müssen meine Medikamente in ihrer Art und Dosierung angepasst werden?

- Gibt es Alternativen zu den klassischen Medikamenten und sind diese verschreibungspflichtig?

- Ist es erforderlich, außerdem noch an einen Spezialisten weitergeleitet zu werden?

- Wie wird kontrolliert, ob die vorgesehene Behandlung erfolgreich ist?

- Welche langfristigen Folgeerkrankungen können sich aus meinem derzeitigen gesundheitlichen Zustand entwickeln?

- Gibt es irgendwelche Anweisungen, die Ernährung umzustellen?

- Sind auch die Familienangehörigen gefährdet, eine Psychose zu bekommen?

- Bei Kinderwunsch: Ist es trotz der Psychose möglich, Kinder zu bekommen?

- Wie kann ich zum Gesundungsprozess selbst beitragen?

- Gibt es therapieunterstützende Maßnahmen, die ich regelmäßig zu Hause durchführen kann?

- Wo kann ich mich weiter über die Erkrankung informieren? Haben Sie Kontakt zu einer Selbsthilfegruppe, oder können Sie mir Broschüren aushändigen, damit ich mich weiter informieren kann?

Um ein umfassendes Bild von Ihnen zu bekommen, wird der Arzt auch diverse Fragen an Sie stellen. Lesen Sie hierfür die folgende Auflistung, sodass Sie schon gut vorbereitet sind.

- Wie äußern sich Ihre Symptome, und wann haben Sie diese erstmals bemerkt?

- Wann sind Ihren Angehörigen die Symptome erstmals aufgefallen?

- Wie haben sich diese Symptome im Laufe der Zeit verändert?

- Treten die Symptome ständig auf, oder werden sie durch symptomfreie Episoden unterbrochen?

- Haben oder hatten Sie Depressionen oder Stimmungsschwankungen?

- Falls Sie Halluzinationen haben - wie genau äußern sich diese? Hören Sie Stimmen? Was sagen diese Stimmen?

- Falls Sie Wahnvorstellungen haben – haben Sie das Gefühl, von anderen Menschen kontrolliert zu werden?

- In welcher Art und Weise treten die Verhaltesänderungen auf?

- Hat sich Ihr Energielevel verändert, oder gibt es immer wiederkehrende Stimmungsschwankungen?

- Haben Sie schon mal an Selbstmord gedacht? Haben Sie mit Ihren Angehörigen darüber gesprochen?

- Sind Sie bereits in medizinischer Behandlung und aufgrund welcher Erkrankung?

- Gibt es Angehörige, die von psychischen Erkrankungen betroffen sind?

- Welche sonstigen Erkrankungen liegen vor, und welche Medikamente nehmen Sie dafür ein? Sind hierfür mögliche Nebenwirkungen bekannt?

- Haben Sie in der Vergangenheit Drogen, Medikamente oder Alkohol konsumiert?

- Wie sieht Ihr Tagesablauf aus? Gehen Sie arbeiten, essen Sie regelmäßig, führen Sie tägliche Körperpflege durch, treiben Sie Sport, oder haben Sie Hobbys?

Schluss

Wir hoffen, dass Ihnen dieser Lebens-Ratgeber eine gute Hilfe sein wird, die Krankheit Psychose besser zu verstehen und adäquat zu therapieren. Wir wünschen Ihnen alles erdenklich Gute und ein glückliches, gesundes Leben. Vielen Dank, dass Sie dieses Buch gekauft haben.

Hinweise für den Leser

Besuchen Sie auch unsere Webseite auf www.ersa-verlag.de